Norbert Peter / Ronny Tekal / Claus Schönhofer

ICH LASS MICH DOCH NICHT VERARZTEN!

Medizinsatire

Norbert Peter
Ronny Tekal
Claus Schönhofer

ICH LASS MICH DOCH NICHT VERÄRZTEN!

Medizinsatire

braumüller

Bibliografische Information der Deutschen Nationalbibliothek
Die Deutsche Nationalbibliothek verzeichnet diese Publikation in der Deutschen Nationalbibliografie; detaillierte bibliografische Daten sind im Internet über http: / / dnb.d-nb.de abrufbar.

Printed in Austria

Quellen:

Seite 132: Prof. Dr. Matthias Schrappe u. a.: Agenda Patientensicherheit 2007, Aktionsbündnis Patientensicherheit e. V., Witten, Seite 5

Seite 161: Bernhard Ludwig; Günther Payr: Anleitung zum Lustvoll Leben: 10in2; Verlag: Ludwig, Bernhard, 2010

Seite 177: Bernd Michael Kranich (2008) in: http://www.serienjunkies.de / news / aerzteserien-greys-19177.html)

Seite 177: Antoni Trilla, British Medical Journal, 21. Dez. 2006; 333: 1291–1293)

Seite 189: FAZ, Institut für Demoskopie Allensbach in: http://www.gw.bcv.org / hosting / bcv / website.nsf / urlnames / gw_rbbconference / $file / Ergebnisbericht_BK_03.pdf

Seite 214: http://www.medunigraz.at / 16997

1. Auflage 2013

Servitengasse 5, A-1090 Wien
www.braumueller.at

Umschlagfotos: Daniela Klemencic
Icon „Stethoskop“ nach rajeevkamal / vecteezy
Druck: Druckerei Theiss GmbH, A-9431 St. Stefan im Lavanttal
ISBN 978-3-99200-087-6

INHALT

0 ANFANG

Wenn ich das gewusst hätte,
wär ich gar nicht erst krank geworden! 9
Wer heilt, hat recht! 10
Wie Sie das Beste aus Ihrem Arzt herausholen 10
Ärztinnen, Frauenärzte, Ärztefrauen
und Ärztinnenmänner 11

1 DOKTORSPIELCHEN

Die Hürden vor der Audienz beim Arzt 13
Die liebe Not mit der Notaufnahme 26
Die Qual im Spital 32
Hausbesuche 45

2 DR. SELTSAM

Das Schweigen der Ärzte 51
Mein Arzt ist fett, raucht und säuft! 54
Die 6-Stunden-Woche 60
Arzt im Dienst 65
Zu 110 Prozent inkompetent 68
Fremder Arzt – guter Arzt? 71
Schein und Wirklichkeit oder:
Frau Doktor hat ein Tattoo 75

3 ÄRZTE SIND ANDERS. PATIENTEN AUCH.

Wer zahlt, schafft an! ... 81
Der dumme Patient ... 83
Du versichert krank? ... 90
Placebo mit Nebenwirkungen? ... 93

4 DIAGNOSE UND ANDERE IRRTÜMER

Ein Leiden – tausend Therapien? ... 99
Der Wievielte von hundert bin ich in der Statistik? Teil 1 ... 107
Der Wievielte von hundert bin ich in der Statistik? Teil 2 ... 112
Die Kunst, Fehler zu machen ... 117
Von dem Gefühl, nicht ernst genommen zu werden. Teil 1 ... 121
Von dem Gefühl, nicht ernst genommen zu werden. Teil 2 ... 126
Wo ein Au, da auch ein Weh! ... 131
Wer nichts mehr isst, lebt länger ... 134

5 KEINE PANIK

Keine Panik vor der Nadel ... 143
Keine Panik vor der Geburt ... 146
Keine Panik vor dem Ausziehen ... 152
Keine Panik vor der Diät ... 155
Keine Panik vor den Beipacktexten ... 162

6 DR. WER?

Dr. Google 169
Dr. Brinkhouse 172
Dr. Fogorvos 176
Dr. Doolittle 179
Dr. Beauty 181
Dr. Feng und Mr. Shui 184

7 INTIMZONE

Sexunfälle und
andere Peinlichkeiten 189
Fast nur für Frauen 193
Erotische Gefühle 198
Kuckuckskinder und Hurenböcke 201

8 SCHLUSS

Sitz, Platz, braver Arzt! 209

Danke! 215

0AN FANG

WENN ICH DAS GEWUSST HÄTTE, WÄR ICH GAR NICHT ERST KRANK GEWORDEN!

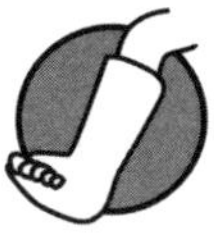

Wir Patienten haben in unserer Beziehung zum Arzt von Haus aus die Arschkarte gezogen. Denn: Wir sind krank! – Oder zumindest leidend. Wir haben in jedem Fall irgendein Problem, das nur ein Mediziner lösen kann, und befinden uns damit in einer Abhängigkeitsposition.

Vergleichbar dem ungleichen Machtverhältnis zwischen uns und Berufsgruppen wie Automechaniker oder Installateure. Wir müssen froh sein, überhaupt repariert, verrohrt oder eben behandelt zu werden, und nehmen ohne Widerspruch alles hin. Das ist keine gute Basis für eine Beziehung.

Ich halte es wie der „Übertreibungskünstler" Thomas Bernhard: „Ich hasse Ärzte … Wir gehen hin, weil uns die Blase weh tut, und er schaut uns in die Ohren. Wir sagen, es schmerzt im rechten Knie. Er klopft uns die Brust ab. Zehn Minuten siebenhundert Schilling. Das sind die Ärzte. Wir bitten einen Hinweis, Hilfe. Aber sie weisen auf nichts hin, helfen nicht … Entweder sind die Ärzte größenwahnsinnig oder hilflos, in jedem Fall schaden sie den Kranken, wenn diese nicht selbst die Initiative ergreifen."

Wir wollen mehr von unserem Arzt. Schließlich wäre er nichts ohne uns Patienten. Wie machen wir ihm bloß klar, dass er nicht unser Vorgesetzter ist, dem wir für unser Gesundwerden zu danken haben, sondern dass er uns zu danken hat, dass wir krank sind?

Wir geben unser Bestes, krank zu sein. Soll er auch sein Bestes geben, uns wieder gesund zu machen. Die Frage lautet: Wie holen wir das Beste aus unserem Arzt heraus?

Claus Schönhofer, Patient

WER HEILT, HAT RECHT!

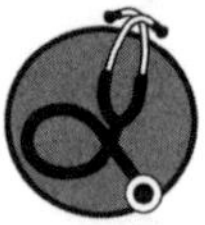

Das Bild des reichen und schönen Arztes, der sich von seinen Patienten anbeten lässt, gehört zunehmend der Vergangenheit an. Das hätte man mir aber ruhig schon vor dem Medizinstudium sagen können. Wir haben es heute alles andere als leicht, wir mühen uns mit uneinsichtigen Patienten und knausrigen Kassen ab und müssen auch noch nett und „partnerschaftlich" sein. Auf der anderen Seite ist es für Patienten nicht immer leicht, das ärztliche Handeln zu verstehen. Das verstehen wir ja oft selber nicht.

Dieses Buch soll Aufschluss darüber geben, warum Ärzte vom Mars sind und Patienten nicht einparken können. Warum wir Ärzte so ticken, wie wir eben ticken – um zu begreifen: Ärzte sind nichts anderes als ganz normale Götter.

Ronny Tekal, Arzt

WIE SIE DAS BESTE AUS IHREM ARZT HERAUSHOLEN …

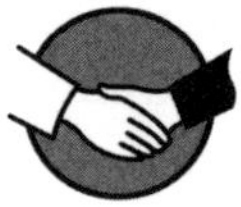

Ich bin der Arzt, der eigentliche. Ich habe zwar nicht Medizin studiert, dennoch wirke ich heilend – auf den Prozess zwischen Arzt und Patienten.

Ich könnte aber weder für die eine noch für die andere Seite Partei ergreifen. Fast wie ein Fähnchen im Darmwind. Agieren nach dem Motto: Kommunikation gelungen, Patient tot – und Arzt auch, von mir aus. Das könnte ich.

Aber ich will Anteil nehmen. Schon mein Vorbild John F. Kennedy formulierte 1963: „Ich bin ein Berliner!" und drückte damit seine Solidarität mit der Bevölkerung im Westflügel der Berliner Krankenhäuser aus. In diesem Geist sage ich: „Ich bin ein Patient!"

Norbert Peter, Patientenflüsterer

ÄRZTINNEN, FRAUENÄRZTE, ÄRZTEFRAUEN UND ÄRZTINNENMÄNNER

Wenn der Patient zum Arzt geht, dann verstehen wir allgemein darunter, dass eine kranke Frau oder ein kranker Mann Hilfe bei einem weiblichen oder männlichen Mediziner sucht. Da in diesem Buch etwa hunderttausendmal die Wörter „Patient“ und „Arzt“ fallen, haben wir im Sinne der besseren Lesbarkeit darauf verzichtet, jedes Mal „der Patient / die Patientin“ und „der Arzt / die Ärztin“ zu schreiben. Und sollte trotzdem da oder dort „Patientin“ und „Ärztin“ stehen, dann, weil es ganz einfach sinnvoll ist. Zum Beispiel beim Thema Gynäkologie. Bei der vorwiegend weiblichen Klientel ist es durchaus angebracht, von Patientinnen zu sprechen. Oder wenn es inhaltlich einen wesentlichen Unterschied macht, etwa wenn man von einer Frauenärztin oder einem männlichen Frauenarzt behandelt werden will. Das korrekte Spezifizieren des Geschlechts ist im üblichen Sprachgebrauch ohnehin schon schwer genug. Mit Frauenarzt ist ja nicht die Frau Doktor gemeint, sondern der Facharzt für Frauenheilkunde. Hingegen meinen wir mit „Ärztefrauen“ die Ehefrauen von Medizinern. Aber wie sagt man dann zu den Ehemännern der Ärztinnen? „Ärztinnenmänner“?

Sind Sie jetzt verwirrt?

Wir auch.

Trotzdem wünschen wir allen Leserinnen und Lesern viel Vergnügen mit diesem Buch.

1 DOKTOR SPIELCHEN

DIE HÜRDEN VOR DER AUDIENZ BEIM ARZT

DER TERMIN

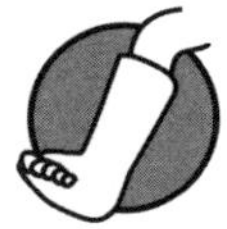

Besuch in der Arztpraxis. Wir reden jetzt nicht davon, dass wir einen teuren Privatarzt aufsuchen. Als Privatpatient hätten wir uns einen Termin aussuchen können. „Jetzt gleich, in einer halben Stunde?“ Das geht sich für uns leider nicht aus, weil wir da noch beim Friseur sind. „Würde es Ihnen um 18 Uhr passen oder lieber morgen um neun?“

Wir hätten einen Termin ausgemacht, der unseren sonstigen Tagesplan nicht zu sehr durcheinanderbringt. Wir wären zur vereinbarten Zeit erschienen, wären im geschmackvoll eingerichteten Vorzimmer des feudalen Herrschaftshauses aus dem vorletzten Jahrhundert von der freundlichen, jungen Assistentin aus dem gerade mal vorletzten Jahrzehnt herzlich begrüßt worden. Sie hätte uns gebeten, einen Moment Platz zu nehmen, die Frau oder der Herr Doktor würde uns sofort sehen. Noch ehe wir uns entscheiden könnten, welches der einladend auf dem Tisch neben dem bequemen Sofa platzierten Hochglanzmagazine wir am liebsten durchblättern würden – Hochseejachten? Die schönsten Wellness-Resorts der Welt? Italienische Vogue? Golf auf Hawaii? –, käme schon die liebenswürdige Einladung, einzutreten.

Zwar hat Gott uns alle vor den Ärzten gleichgemacht. Gleich krank oder gleich gesund. Allerdings hat er uns nicht mit den gleichen finanziellen Mitteln ausgestattet, um die gleiche medizinische Betreuung erfahren zu können. Wenn wir uns nicht zu den privilegierten Privatversicherten zählen dürfen, dann reden wir davon, dass wir als ganz normaler Kassenpatient eine ganz normale Arztpraxis in einem ganz normalen Plattenbau besuchen. Wir haben keinen Termin. Nicht, weil wir am Telefon nicht um einen gebeten hätten. „Zurzeit können wir keine Termine vergeben. Es ist gerade sehr viel los. Vielleicht in drei Wochen?“ Nun juckt aber der Ausschlag gerade jetzt besonders. Oder das Ohrensausen ist schon unerträglich. In drei Wochen werden wir uns die Haut vom Leib gekratzt oder der Tinnitus wird uns endgültig in den Wahnsinn getrieben haben. Nein, so lange können wir nicht warten. „Na gut, dann kommen Sie zwischen 14 und 15 Uhr. Aber es kann ein wenig dauern.“ Wie lange? „Das kann ich nicht sagen. Zwei Stunden vielleicht. Oder auch länger.“ Wir sind versucht zu fragen, ob wir dann nicht gleich erst zwei Stunden später kommen sollen. Tun es aber nicht, wir wollen es uns ja mit der ohnehin schon ruppigen Vorzimmerdame nicht verscherzen.

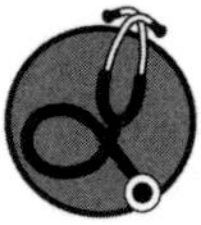

Dass Patienten nicht gerne warten, ist dem Arzt durchaus bewusst. Ärzte warten übrigens auch nicht gerne. Und in der Warteschlange an der Supermarktkassa rutscht ihnen mitunter ein „Ich bin Arzt, lassen Sie mich durch!“ über die Lippen.

Doch eine Säugetierart, die freiwillig täglich zwei Stunden im Stau steht und sich bereitwillig am Eingang eines Erlebnisparks einen Vormittag lang die Füße in den Bauch steht, sollte mit Kritik etwas zurückhaltender sein. Schließlich geht es hier um etwas Elementares, es geht um die Gesundheit. Und die konsumiert man nicht im Vorbeigehen, es bedarf einer gewissen spirituellen Grundeinstellung, die sich durch das kontemplative Warten einstellt. Das weihnachtliche Prinzip der Vorfreude gilt auch hier.

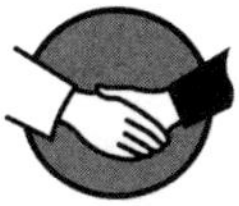

Vorweg: Sprechstundenhilfen sind auch Menschen. Das wollen wir nicht vergessen!

Was dem Wirtschaftsverbrecher der Anwalt, dem Immobilienbesitzer der Wachdienst und dem tätowierten Rechtsausleger der Bullterrier, das ist für den Arzt die Sprechstundenhilfe. Eine Mischung aus Manager, Untergebener und Schutzmaßnahme, des Öfteren auch der Ehepartner, sitzt im Vorfeld der Heilungsmaßnahmen. Bevor man sich also im herzlichen Lächeln des distinguierten Weißkittels erwärmen darf, muss man schnarrende Befehle und Unfreundlichkeit über sich ergehen lassen. Da schiebt sich doch tatsächlich ein Mensch zwischen meine gesundheitlichen Probleme und den Arzt. Aber hier ist Achtsamkeit geboten: Diese Person wurde vom Arzt ausgesucht und ist sein verlängerter Arm. Es wäre also durchaus überlegenswert, die weihnachtlichen Zuwendungen an den Wünschen der Sprechstundenhilfe zu orientieren. Da könnte ein Früchtetee mit Zimt und Pfirsicharoma eine bessere Investition sein als eine Kiste mit feinsten Havanna-Zigarren.

Neben diversen Varianten der Korruption bietet sich noch die Methode des Verständnisses an. Die Sprechstundenhilfe steht tatsächlich oft unter großem Druck, sie wird aufgerieben zwischen den Wünschen des Arztes auf der einen Seite („Der letzte Patient spätestens eine halbe Stunde vor Schluss!") und den Patienten auf der anderen („Meine Tochter fiebert und kotzt – und zwar jetzt!"). Versuchen Sie es daher mit ehrlichem Verständnis, und unter Umständen spüren Sie die Folgen ehrlicher Dankbarkeit. Dann nämlich, wenn Sie noch schnell zum Doktor reinschlüpfen dürfen, während der fluchende „Nur schnell ein Rezept"-Abholer auf den nächsten Tag verwiesen wird.

DIE ANMELDUNG

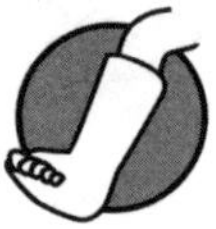

13.30 Uhr. Wir sind lieber früher da, vielleicht können wir ja ein paar andere Patienten ausbremsen. Auf dem Flur vor der Praxis warten bereits etwa zehn Patienten, die UNS ausgebremst haben. Wären wir doch bloß eine halbe Stunde eher da gewesen! Die Prozedur des Anmeldens bei der Arzthelferin dauert eine gefühlte Ewigkeit. Viele der Patienten vor uns sind der deutschen Sprache nicht mächtig, was der Geduld und der Freundlichkeit der Arzthelferin abträglich ist. Die Gespräche zwischen ihr und den Patienten sind nicht zu überhören. So erfahren wir ungewollt, dass die Frau, die uns eben noch die Klinke in die Hand gegeben hat, einen nässenden Hautausschlag irgendwo in der Körpermitte hat und der wohlgenährte Mann direkt vor uns seit Tagen an Blähungen leidet. Wir wollen einen Schritt zurück machen. Geht aber nicht, denn hinter uns drängen die nächsten geschätzten einhundert Heilungsuchenden. „Nehmen Sie im Wartezimmer Platz, Sie werden aufgerufen."

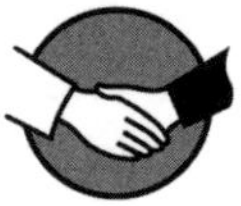

„Soziale Übermenschen", also jene unter uns, die das Mutter-Teresa-Gen in sich tragen, haben's leichter. Stellen Sie sich vor, dass die anderen Menschen vor der Ordinationstür keine Konkurrenten um die medizinische Zuwendung des Gottes in Weiß sind, sondern kranke Mitmenschen, die Hilfe brauchen. Freuen Sie sich, wenn jemand endlich zum Doktor darf, und zwinkern Sie dem Glücklichen aufmunternd zu. Besonders traurigen Gestalten und Menschen, die offensichtlich das Potenzial in sich tragen, Sie anzustecken, überlassen Sie sogar den Vortritt. Wenn jetzt jemand meint, dass man auf diese Art auch bis zu 24 Stunden in einer Ordination verbringen kann, dem sei gesagt, dass Mutter Teresa in Kalkutta sogar ein halbes Jahrhundert unter Leprakranken wirkte. Ob sie letztlich zum Arzt reindurfte, bleibt ungeklärt.

TAKTIK IST DIE HALBE WARTEZEIT

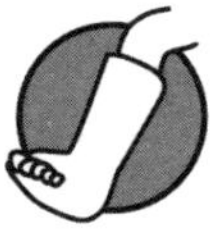

Einmal im Wartezimmer, ist die Chance, noch am selben Tag behandelt zu werden, sehr gering. Eigentlich sind wir ja nur wegen einer Kleinigkeit hier, die in wenigen Minuten erledigt sein sollte. Aber das denken sich viele andere Wartende auch, was sie und uns dazu veranlasst, sich strategisch günstig noch VOR der Tür zum Wartezimmer zu postieren, um möglichst als Erster Kontakt mit dem hoffentlich bald eintreffenden Arzt aufnehmen zu können.

Hier fängt allerdings auch das Dilemma für den Arzt an. Immerhin bergen wartende Patienten Sprengpotenzial, und der Gang eines Arztes durch seinen Wartebereich gleicht einem Spießrutenlauf.

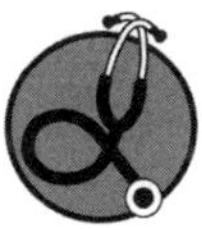

Nicht wenige Mediziner entwickeln klinisch relevante Panikattacken beim Gedanken an die paar Meter vom Eingang zum geschützten Arbeitsbereich. Denn in der Wartezone treffen nicht nur die zornigen Blicke der Patienten auf einen Arzt, der eine akademische Stunde zu spät erscheint. Es besteht für ihn auch die Gefahr, von einem mitgebrachten Röntgenbefund akut die Sicht verstellt zu bekommen, über ein Gehgestell zu stolpern oder von zwei Seiten gleichzeitig auf die Freizeitkleidung angehustet zu werden. Das macht uns Ärzten Angst.

Und Angst ist ein schlechtes Heilmittel. Deshalb wäre es sehr rücksichtsvoll, wenn die Patienten zumindest bis zu dem

Zeitpunkt, an dem wir unsere weiße Rüstung angelegt haben, mit ihren Anliegen warten könnten. Das vorzeitige Anbringen eines Anliegens („Desiderio praecox") ist ein Leiden, das eher das Gegenteil bewirkt.

Denn Ärzte (Typ 1), die zu einem bestimmten Zeitpunkt so aussehen, als ob sie nicht reden wollen, wollen zu einem bestimmten Zeitpunkt auch nicht reden. Da kann man sich ein Bein abhacken, angeschaut wird es erst, wenn der Arzt bereit und der Patient an der Reihe ist. All jene Ärzte, die ihren Patienten keinen Wunsch abschlagen können (Typ 2) und sich all den vorzeitigen Anliegen widmen, bekommen nach kürzester Zeit ein saftiges Burn-out. Und die Vertretung übernimmt dann wieder Typ 1. Um diesen Konflikten vorzubeugen, versuchen die Ärzte, die Patienten im Wartezimmer von sich fernzuhalten. Das nennt man Prävention.

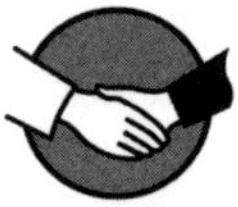

Sie haben zwei Möglichkeiten: Entweder Sie arrangieren sich mit dem Wartezimmer oder Sie vermeiden es. Es gibt auch andere Orte, um sich Ärzten vorsichtig zu nähern: Theaterfoyers, Jachtklubs oder mit ganz hoher Dichte: Spitalskantinen. Wer es schafft, zu Ärzten Freundschaften aufzubauen, kann die formellen Strukturen einer klassischen Arzt-Patient-Beziehung hinter sich lassen. Aber wollen Sie das wirklich? Einem Arzt nahe kommen? Sie könnten entdecken, dass Ihr Gegenüber kein Halbgott in Weiß ist, der jede Krankheit heilen kann. Und vielleicht steckt unter dem weißen Kittel ein Mensch, den Sie gar nicht an sich heranlassen wollen …

Dann also doch besser das Wartezimmer. Aber bewahren Sie sich Ihre Individualität.

Wer sagt denn, dass Sie sich in die Rolle des lästigen Patienten mit der Nummer 314 einfügen müssen? Sie sind der Regisseur Ihres Lebens! Wählen Sie die Rolle, die Ihnen genehm ist. Der Fantasie sind keine Grenzen gesetzt: Vielleicht sind Sie ja Steuerfahnder, der herausfinden will, ob die hässlichen Gemälde, die im Warteraum hängen, tatsächlich von Wert sind; ein Autor, der Medizinskandale recherchiert, oder ein Undercover-Agent, der herausfinden will, wer im Wartezimmer das nächste Attentat auf den Arzt plant. Hat die Sprechstundenhilfe nicht so eine seltsame Tasche unter ihrem Schreibtisch?

DAS WARTEZIMMER – VORHOF ZUR HÖLLE

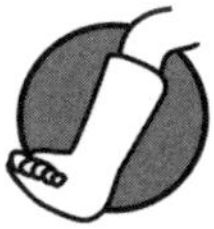

Nach einer schroffen Aufforderung, den Gang frei zu halten und sich BITTE ins Wartezimmer zu begeben, betreten wir den Vorhof zur Hölle. Etwa dreißig Menschen drängen sich auf fünfzehn Stühlen. Wo sind die alle hergekommen? Es waren doch gerade mal zehn Leute vor uns bei der Anmeldung. Sind die womöglich von gestern übrig geblieben? Argwöhnische Blicke begegnen und mustern uns. Als Neuankömmling sind wir ein potenzieller Feind für die bereits Wartenden. „Du kommst sicher nicht vor mir dran!" In dieser feindseligen Atmosphäre suchen wir uns einen Platz. Aber wo? Stellen wir uns zu der Frau mit den drei hustenden Kindern? Oder nehmen wir den einzig freien Stuhl neben dem leichenblassen Mann? Warum ist ausgerechnet dieser Stuhl noch unbesetzt? Gleich neben der Tür zum Behandlungsraum wären auch noch ein paar Quadratzentimeter frei. Aber wir verwerfen diese Option gleich wieder, denn die Blicke der anderen sagen deutlich: „Komm ja nicht auf die Idee, dich vordrängen zu wollen! Ab nach hinten, in die letzte Ecke!"

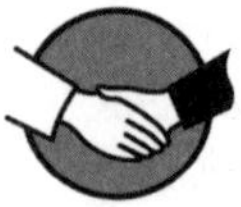

Entspannen Sie die Situation: Grüßen Sie laut und deutlich und freundlich! Wenn der Gruß nicht eindeutig ist (zu leise, nur Richtung Sprechstundenhilfe), dann fühlen sich die anderen nicht angesprochen und reagieren eher nicht. Wenn kein freundlicher Gruß zurückkommt, dann verzagen Sie nicht. Die Situation ist für alle Beteiligten neu, viele haben Angst, sich zu blamieren. Aber die meisten fühlen wie Sie: Sie wünschen sich eine angenehme Atmosphäre, die Begegnung mit Menschen, den Austausch von Erfahrungen und, nicht vergessen, wir sind beim Arzt: das Reden über die Krankheit, die eine Belastung darstellt.

Jene, die überhaupt nicht für Ihre Freundlichkeiten zu gewinnen sind, weil sie zu fokussiert bei ihrer Krankheit und ihrem Leiden sind, benötigen vielleicht Hilfe: Besorgen Sie ein paar Stimmungsaufheller und verteilen Sie diese. Von A wie Anis-Fenchel-Bonbons bis Z wie Zwetschkenknödel reicht die Palette der legalen Freudenspender.

LESESTOFF

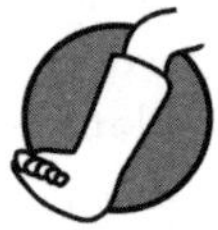

Wir suchen nach etwas, mit dem wir uns für die nächsten Stunden beschäftigen können. Hoffnungsvoll entdecken wir einen kleinen, wackligen Tisch mit Zeitungen. Nein, keine Zeitungen, es sind Werbebeilagen von Zeitungen aus dem vorletzten Jahr. Und Informationsbroschüren zur Zeckenimpfung.

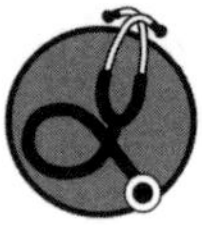

Auch Kassenärzte wollen die Wartezeit ihrer Kundschaft so angenehm wie möglich oder besser gesagt so sinnvoll wie möglich gestalten. Daher ist es nicht wirklich zielführend, die neuesten Ausgaben hipper

Gazetten auf den Tischchen zu drapieren. Eine Arztpraxis ist ja kein Frisiersalon. Und der medizinische Bildungsauftrag des Arztes hört schließlich nicht bei der Ordinationstür auf. So ist es sinnvoller, wenn Broschüren über Cholesterin, Diabetes und kardiales Ausdauertraining im Lektüreangebot stehen. Zugegeben, manchmal rutschen auch etwas ältere Exemplare darunter. Aber es kann auch interessant sein, sich über Schwindsucht, Pocken oder die Englische Krankheit bei Seeleuten zu informieren.

Generell müssen wir jedoch gestehen, dass wir uns nicht allzu viele Gedanken über den Lesestoff machen. Und meist wird schlicht der Postkasten entleert und der Inhalt auf den kleinen Beistelltisch im Wartezimmer gekippt. Da kann es schon vorkommen, dass Patienten mit dem aktuellen „Journal of Gastroenterology and Hepatology" genauso wenig anfangen können wie mit dem Werbeprospekt für Ultraschallgeräte oder mit der zweiten Mahnung einer Erotik-Hotline.

Aktives Zeitmanagement, können Sie sich das vorstellen?

Sie gehen ja nicht zum ersten Mal zum Arzt und wissen, dass das dauern kann. Nehmen Sie entsprechendes Material mit: ein Rätselheft für eine halbe Stunde, den Kommentar Ihres Steuerberaters zu Ihrer letzten Steuererklärung für eine Stunde und für Wartezeiten jenseits einer Stunde dieses Buch. Die ungefähre Wartezeit erfragen Sie am besten bei der Dame hinter dem Desk. Wenn Sie damit rechnen, keinen Sitzplatz zu bekommen, um in Ruhe lesen zu können: Ein schlichter, tragbarer Falthocker kostet bei eBay 2,99 Euro.

PARANOIA

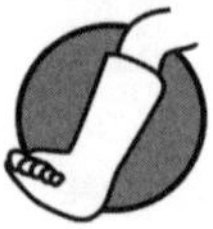

Wenn keines der dargebotenen Druckwerke unser Interesse weckt, lesen wir den Text auf einem der Poster auf der Tür des Wartezimmers. „Gesundenuntersuchung kann Ihr Leben retten. Ihr Arzt gibt Ihnen gerne einen Termin.“ Wir müssen schmunzeln. Nach gefühlten viereinhalb Stunden wird „Der Nächste!“ aufgerufen. In der Zwischenzeit haben sich weitere zehn Patienten in das Wartezimmer gezwängt. Wir haben sie natürlich sofort gemustert und ihnen mit strengen Blicken zu verstehen gegeben, dass sie ja nicht auf die Idee kommen sollen, sich vorzudrängen! Und an den Platz bei der Tür braucht ihr erst gar nicht zu denken! Wir wissen, was ihr vorhabt!

Paranoia ist offenbar ansteckend. In kürzester Zeit sind auch wir mit den (Wahn?-)Vorstellungen einer Verschwörung infiziert. Jeder Patient, der die Praxis betritt, stellt eine Bedrohung dar. Unsere Sinne sind geschärft, unsere Abwehrreflexe in Alarmbereitschaft. Mit Argusaugen überwachen wir den Gang vor dem Wartezimmer. Vor der zweiten Tür zum Behandlungszimmer, durch die die Arzthelferin ein und aus geht, um dem Arzt die Patientenblätter zu bringen, droht die meiste Gefahr. Dort stehen mehrere Menschen auffällig unauffällig herum. Jedes Mal, wenn die Assistentin die Tür öffnet, recken diese ihre Köpfe in die Öffnung, um mit dem Arzt Blickkontakt aufzunehmen – in der Hoffnung, von ihm vorzeitig aufgerufen zu werden. Offenbar Stammkunden oder Freunde des Mediziners. Das sind die Schlimmsten!

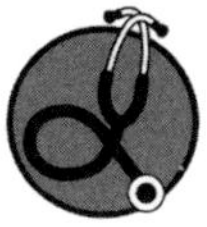

Es ist kein großes Geheimnis, dass man als Privatpatient nicht nur früher einen Termin bekommt, sondern auch vor Ort rascher drankommt. Dies hat unter anderem damit zu tun, dass wir Ärzte nur ungern in Erklärungsnotstand geraten. Denn regt sich ein Kassenpatient über die lange Verweildauer im Wartezimmer auf, so können wir auf das marode Gesundheitssystem, die schlechte Honorierung und die Zwei-Klassen-Gesellschaft als solche verweisen. Diese Argumentation ist nachvollziehbar und der Arzt wird zum glaubhaften Komplizen im Kampf um Gerechtigkeit. Bei Privat- und bar zahlenden Patienten, die Ärzte im niedergelassenen Bereich brauchen wie einen Bissen Gänseleberpastete, können diese Gründe nicht ins Rennen geführt werden. Um sich einer fruchtlosen Diskussion zu entziehen, lassen wir sie einfach etwas früher rein. Nicht ganz fair, nicht sehr sozial, aber durchaus praktikabel.

Zur Beruhigung der kochenden Patientenseele hängen Zettel im Wartebereich, die Auskunft darüber geben, dass der Aufruf der Patienten ausnahmslos „in der Reihenfolge des Eintreffens“, „abhängig vom Schweregrad der Erkrankung“, „bevorzugt bei besonders heiklen Fällen“ sowie „nach Lust und Laune“ erfolgt. Derart formulierte Hinweise nehmen überengagierten Patienten bereits im Vorfeld den Wind aus den Segeln und vermitteln ein gewisses Maß an Unübersichtlichkeit.

WER WAR DER LETZTE?

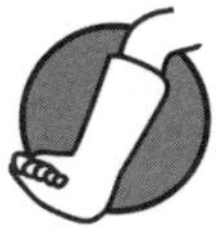

Wie können wir die Konkurrenz wohl am effizientesten unschädlich machen? Sollen wir „Feuer!“ rufen? Oder auf die Toilette gehen, um dann nicht mehr in die Hölle zurückzukehren, sondern sich auch vor der zweiten Tür aufzupflanzen? Ein Blick in die Runde zeigt, dass sich alle anderen Wartenden dasselbe denken. Die Anspannung ist unerträglich. Wer wird den ersten taktischen Schritt wagen? Die Frau dort drüben hat die Zeitschrift „Stadlpost“ vom März 2001 weggelegt, obwohl sie sie noch nicht fertig gelesen hat. Der Mann links hat das Handy, mit dem er seit Stunden spielt, plötzlich in die Jacke gesteckt. Eines der hustenden Kinder muss dringend aufs Klo. Wenn die Mutter jetzt mit allen drei Gören verschwindet, bleibt sie sicher bei der zweiten Tür stehen und wird es mit der Mitleidsmasche versuchen. Drei kranke Kinder à zehn Minuten Behandlungszeit, das macht gleich mal eine halbe Stunde länger warten. Sollen wir jetzt lossprinten Richtung Toilette? Der Stress ist nicht mehr auszuhalten. Wir vergessen völlig, warum wir eigentlich hier sind. Haben wir Fieber oder Bauchweh? Egal, der Arzt wird es schon herausfinden. Ein neuer Patient betritt das Wartezimmer. „Wer war der Letzte?“ Gute Frage, mein Freund. Brav hinten anstellen und geduldig warten wie wir alle.

Man kann davon ausgehen, dass wir keinen Patienten länger warten lassen wollen als unbedingt notwendig. Und nur die wirklich abgebrühten Ärzte legen bei knackevollem Wartezimmer rasch noch ein kleines Powernapping ein. Natürlich könnten die Abläufe in einer Praxis immer etwas optimiert und mit einem ausgefeilten System die Wartezeit verkürzt werden. Doch wenn dann kaum mehr ein Patient im Vorzimmer hockt, ist das auch wieder verdächtig. Dies legt nämlich nicht den Verdacht nahe, dass das System so ausgefeilt ist, sondern lässt Zweifel aufkommen, ob der Arzt wirklich so begehrt und damit qualifiziert ist. Denn von erfolgreichen Medizinern erwartet man eine große Fangemeinde. Und mit vollen Wartezimmern ist es gut stinken.

Ein Großteil des Problems liegt in der Bezeichnung der Räumlichkeit: Wenn eine Örtlichkeit schon „Wartezimmer“ heißt, kann damit nichts Positives assoziiert werden. Also benennen Sie die Lokalität um! Finden Sie einen Namen, der die Menschen fröhlich stimmt.

„Raum der Erwartung“ ist eine Spur besser, beinhaltet aber immer noch das böse „W“-Wort. „Freudenzimmer“ ginge in eine erfreuliche Richtung, könnte allerdings als Teil eines Freudenhauses fehlinterpretiert werden. „Raum der Vorfreude“ nützt die Möglichkeit einer Neudefinition auf eine sehr sinnliche Weise aus.

Der Duft von Weihnachtskerzen und Adventgebinden liegt in der Luft, wenn man sich nach dem Klingeln des Christkindes sehnt, das die Geschenke unter dem Weihnachtsbaum verspricht. Hier hätte der Arzt Gestaltungsmöglichkeiten: Einschlägige Duftkerzen sind schnell angezündet. Um keine pietätlosen Gedanken zu erzeugen, würde ich auf einen Kranz verzichten und stattdessen Tannenzweige verteilen. In einer als beglückend erlebten Situation verharrt der Patient gerne und anschließend darf er mit einem seligen Lächeln vom „Raum der Vorfreude“ in das Gefilde der ärztlichen Wahrnehmung vordringen, wo er statt der Geschenke sich selbst auspacken darf …

DIE LIEBE NOT MIT DER NOTAUFNAHME

DAS WEEKEND-PHÄNOMEN

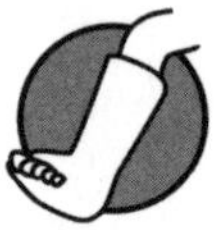

Es ist ja nicht so, dass wir absichtlich in der Nacht oder am Wochenende krank werden oder uns verletzen. Aber irgendeine bösartige Schicksalsfügung lässt uns ausgerechnet am Samstag spät in der Nacht mit dem Kopf durch die Klotür einer Disco rennen und schmückt uns mit einer klaffenden Platzwunde am Scheitel.

Und wann zwickt der Bauch so sehr, dass wir von Koliken gebeutelt werden? Richtig: in der Nacht. Vornehmlich in der von Samstag auf Sonntag.

In beiden oder anderen ähnlichen Fällen lassen wir uns von einer Person unseres Vertrauens – das ist bei einem Discounfall der Nüchternste der Gruppe, also am ehesten der Taxilenker, sonst der Ehe- oder Sexualpartner – ins nächstgelegene Spital chauffieren. Schmerzgekrümmt oder stark blutend folgen wir den Wegweisern in die Notaufnahme. Dort werden wir freundlich mit der Frage nach unserer Versicherungskarte (gehört wie Kondom, Reservestrümpfe und Pfefferspray zur Standard-Notfallausrüstung erfahrener Nachtschwärmer) empfangen. Gnade uns Gott, wenn wir die nicht dabeihaben!

Wir sind überrascht, wie viele Menschen samstagnachts nichts Besseres zu tun haben, als sich in den Warteraum der Notaufnahme eines Spitals zu setzen. Angesichts der Menschenmenge, die zahlenmäßig sicher unter das

Versammlungsverbot fallen müsste, wollen wir die Aufnahmeschwester hinter dem vor Viren und Schall schützenden Glasverhau von der Dringlichkeit unseres Begehrs überzeugen. Sie würde uns mit Sicherheit gerne zuhören, doch verlangt die Vorschrift, dass wir zuerst ein Formular ausfüllen.

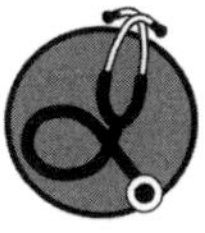

Vorschrift ist Vorschrift. Was für einen stark blutenden Patienten, der zuvor die laufende Brotschneidemaschine von der Küche ins Wohnzimmer tragen wollte, als Ausnahmesituation erscheint, ist für die Angestellten einer Notambulanz „business as usual". Wundern Sie sich daher nicht, wenn Sie noch halbwegs lebendig, jedoch völlig ramponiert zur Aufnahme kommen und das Personal nicht in wildes Gestikulieren verfällt, um Hilfe schreit und sofort den teuersten Operationssaal des Hauses für Sie bereit macht. Und überhaupt: Wer fühlt sich im Angesicht blanker Panik gut aufgehoben?

In der Routine liegt auch ein gewisses therapeutisches Beruhigungsmittel. Denn wie schlimm kann es schon sein, wenn man zuerst ein Formular ausfüllen muss. Das reduziert Stress. Also, danken Sie der Aufnahmeschwester, wenn Sie Ihnen – mürrisch as usual – den fünfzehnseitigen Fragebogen überreicht.

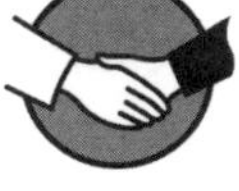

Lassen Sie es raus! Das, was in Ihnen rumort und nach draußen will, hat seine Berechtigung: Ihre Ungeduld! Die Aufnahmeschwester, die da von unserem Doktor beschrieben wird, wirkt tatsächlich stressreduzierend: nämlich genau auf den Doktor. Und damit wollen wir uns nicht zufriedengeben.

Wären wir in einem Supermarkt, würde es sich nicht um Patienten, sondern um Kunden handeln, wäre sogleich eine zweite Kassa besetzt. In unserem Fall ein zweiter Aufnahmeschalter.

Das könnte ja unser Ziel für diesen ohnehin aus dem Ruder gelaufenen Abend sein, Blut an der Schläfe, ein Date in den Sand gesetzt: Kämpfen wir dafür, bei unserem nächsten unfreiwilligen Aufenthalt in der Notaufnahme bessere Bedingungen vorzufinden. Dieses höhere Ziel lenkt uns von unseren Schmerzen ab und gibt unserem „Da-Sein“ Sinn. Fordern Sie lautstark die zweite Schwester, die die erste entlastet, beschweren Sie sich über lästige oder überlange Fragebögen.

Sollten Sie auf wehrhaftes Personal stoßen, das seine Grenzen durch die Finanzsituation im Haus sehr gut kennt, könnten Sie sich natürlich auch eine Beruhigungsspritze einhandeln. Aber auch das führt letztlich dazu, dass die Situation für Sie erträglicher wird.

HATTE MEINE GROSSMUTTER DIABETES?

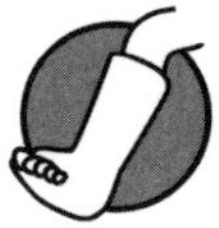

Wir suchen uns einen Platz, wo wir Fragen wie Name, Adresse, Staatsangehörigkeit der Großeltern mütterlicherseits, Zahl der Kinder, Familienstand des Wohnungsvermieters, Fälle von Diabetes in der Familie und frühere Operationen im Ausland beantworten können. Wir bluten aus unserer Kopfwunde das Formular voll und müssen uns ein neues holen. Das Einzige, das uns von unseren Bauchkrämpfen ablenkt, ist der arme Kerl neben uns, der überlegt, wie er mit seinen beiden gebrochenen Händen den Kugelschreiber halten soll.

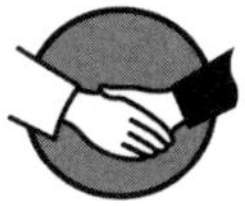

Sie sind immer noch hier? Schreien nicht herum? Und haben Ihren Fragebogen ausgefüllt und eine Zierleiste darunter gemalt? Wenn Sie so harmoniebedürftig gestrickt sind, dann suchen Sie Verbündete im System. Zum Beispiel die anderen Patienten. Beginnen Sie zwanglose Gespräche. Und bleiben Sie hartnäckig, auch wenn es zu Beginn mühsam läuft. Erzählen Sie Ärztewitze, geben Sie Ihre Einschätzung zu Frauen als die besseren Päpste zum Besten und zeigen Sie die Zündholzschachtel mit den Milchzähnen Ihrer Enkel.

Oder wenden Sie sich dem Personal zu. Wenn Ihnen der Einstieg „Meine Großmutter bäckt in einer Stunde mehr Marillenkuchen als Sie in einer ganzen Nacht“ zu aggressiv angelegt erscheint, wählen Sie den schleimig-geschickten Approach: „Ich bewundere Sie, wie Sie die ganze Nacht für andere Menschen da sind.“ Achten Sie bei Ihrer Aussage auf Authentizität, das Personal ist geschult im Erkennen von zynischen Zwischentönen und ironischen Doppeldeutigkeiten.

KOMASAUFEN UND NASENSPRAY

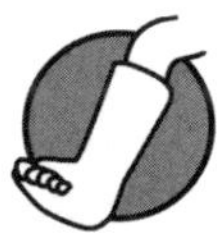

Wir geben unser ausgefülltes Formular ab und werden vertröstet, dass das Aufrufen nach Reihenfolge UND Dringlichkeit erfolgt. Wir nehmen Platz und warten. Für Unterhaltung ist gesorgt. Da wird gerade der strahlende Sieger des Komasaufens vorbeigeschoben und fällt von der Bahre. So dicht der junge Mann auch ist, der helfenden Krankenschwester macht er ein eindeutiges Angebot. Großmaul! In dem Zustand schaffst du das nie! Der Mann mit den zwei lädierten Händen hat jemanden gefunden, der ihm beim Ausfüllen des Formulars hilft. Doch die Sprachbarriere zwischen den beiden verhindert einen Erfolg. Die junge Frau schräg vis-à-vis wechselt zum wiederholten Mal ihre Gesichtsfarbe. Eine Mutter mit einem kleinen Kind am Arm stürmt herein. Das Kind schreit zum Steinerweichen. Mitleid macht sich in der Ambulanz breit. „Lasst sie vor! Wir können alle warten." Die Schwester nimmt eine ablehnende Haltung ein. Wie kann man nur so herzlos sein? Die Mutter redet wie eine Irre auf die Schwester ein. Ohne Erfolg. Ein Skandal! Wir schnappen ein paar Wortfetzen auf: „... das Arschloch von der Nachtapotheke ... will mir keinen mehr geben ... ich hatte an diesem Wochenende erst vier Fläschchen Nasenspray ... dringend ..."

Jetzt verstehen wir, warum das Kind so schreit. Es will weg von dieser Mutter! Wir wollen auch weg. Weg von hier.

Im Wartebereich trennt sich die Spreu vom Weizen. Denn bevor ein Patient wegen einer juckenden Warze in der Notfallambulanz vorstellig wird, kann es bereits alleine durch das Zusammentreffen mit etwas härteren Fällen zu einer massiven Aktivierung der Selbstheilungskräfte und zum vorzeitigen Verlassen der Klinik kommen. Das wissen wir natürlich, und damit das Gesundheitssystem nicht völlig kollabiert, kann dieses spontane Zusammentreffen der unterschiedlichen Patienten bereits eine therapeutische Wirkung entfalten. Wenn die Abneigung gegen ein stundenlanges Stelldichein mit Komasäufern und panischen Eltern stärker ist als die Beschwerden, findet eine natürliche Selektion statt, sodass wir dann nur mehr die wirklichen Hardcorefälle und die passionierten Hypochonder mit viel Tagesfreizeit zu Gesicht bekommen. Obwohl so eine kleine, harmlose Warze zwischendurch für uns auch manchmal recht wohltuend ist.

WO SIND DIE ÄRZTE?

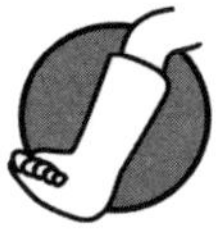

Während der ganzen Zeit hat sich noch kein einziger Arzt blicken lassen. Die Vermutung, dass wir hier warten müssen, bis die Tagschicht eintrifft, wird zur Gewissheit. Die Wunde am Kopf hat aufgehört zu bluten, die Magenschmerzen sind mit dem Wind, den wir während des ganzen Tumults unauffällig fahren lassen konnten, verflogen.

Und da soll noch mal jemand sagen, im Spital kann man nicht gesund werden.

DIE QUAL IM SPITAL

DAS SPITAL IST DAS ZIEL?

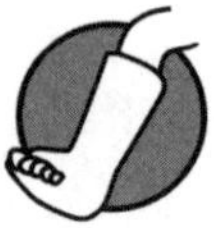

Der Besuch beim Arzt kann uns geradewegs ins Spital führen. Gemeint ist jetzt nicht, dass wir uns im Wartezimmer mit einer schweren Krankheit angesteckt haben oder dass uns der Arzt als Reaktion auf unsere Beschwerde wegen der langen Wartezeit im Affekt einen Brieföffner in den Bauch gerammt hat. Ein – mehrtägiger – Aufenthalt im Spital kann auch ganz einfach das Resultat der Diagnose einer Blinddarmentzündung sein.

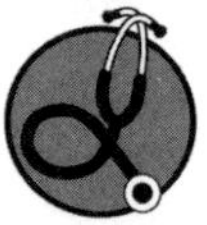

... oder das Resultat einer fehlenden Diagnose! Wenn wir mal nicht mehr weiterwissen, sogar als Ärzte mit unserem Latein am Ende sind, dann holen wir unser bestes Pferd im Stall der Diagnostik hervor: das „Durchchecken" im Krankenhaus. Mit der Diagnose „Verdacht auf Kranksein" schränken die niedergelassenen Ärzte ihre Kollegen im Krankenhaus nicht in ihrer Kreativität ein, sodass sie aus dem Vollen schöpfen dürfen.

So etwas kostet natürlich Zeit und Geld. Dafür sind nachher alle beruhigt, denn nun ist definitiv klar, dass die Schmerzen, mit denen der Patient gekommen ist, keine klare Ursache haben. Das hat zwar der zuweisende Arzt schon erkannt, nun weiß es aber die gesamte Belegschaft.

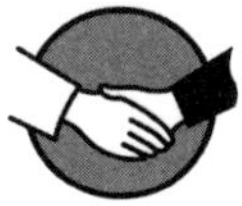

Damit muss man rechnen: Wer sich ins Spital begibt, wird Teil einer großen Maschinerie. Aus Angst, etwas zu übersehen, werden Sie an Stellen abgetastet, die Sie vorher gar nicht kannten, an Geräte angeschlossen, die Sie noch nie zuvor gesehen haben, und in Röhren geschoben, von denen Sie nicht dachten, dass Sie hineinpassen würden.

Abgesehen von den realen Sorgen um Ihre Person gibt es natürlich auch die Angst vor rechtlichen Folgen, wenn etwas übersehen wird. Wer sich also einen kafkaesken Moloch ersparen will, in dem man für manche nur ein juristisch relevanter Kostenfaktor ist, sollte dort bleiben, wo er Herr über seine Röhren und Bildschirme ist: zu Hause.

Achtung: Diese Pointe ersetzt keinen Arztbesuch. Bei anhaltenden Schmerzen im Unterbauch suchen Sie bitte schnellstmöglich Ihren Arzt auf.

WIR SIND NICHT ALLEIN

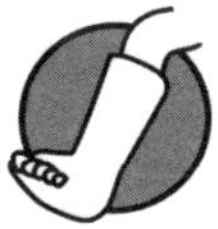

Wir Menschen sind ja üblicherweise gerne in Gesellschaft. Deswegen leben wir in Partnerschaften und umgeben uns mit Freunden. Im Krankenhauszimmer schätzen wir die Anwesenheit von anderen allerdings nicht so sehr – vor allem, weil es Fremde sind. Und vor Fremden bewegen wir uns nicht so ungeniert wie vor unseren Herzallerliebsten. Und man muss schon ein sehr geringes Schamgefühl besitzen, um nichts dabei zu finden, im am Rücken offenen Spitalshemd seine blanke Kehrseite zu zeigen, wenn man den Weg zur Toilette bestreitet. Genauso wenig goutieren wir diesen Anblick bei unseren Zimmergenossen. Wir ersuchen, dies bei der nächsten Spitalsreform zu berücksichtigen und uns entweder in Einzelzimmern unterzubringen oder wenigstens in anständig geschlossene und ausreichend lange Gewänder zu stecken.

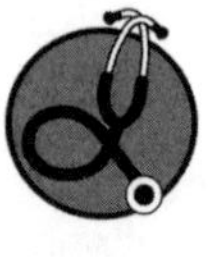

Ein Spital ist kein Laufsteg. Kein Besucher erwartet von einem Patienten, im Smoking oder im kleinen Schwarzen empfangen zu werden. Man kann das Spitalshemd durchaus als Dienstkleidung bezeichnen: praktisch, modisch geschnitten (vor allem im Schritt) und an den richtigen Stellen zugänglich für Interessierte.

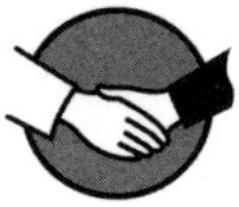

Kleider machen Leute, keine Frage. Aber wollen wir wirklich in weißen Hemdchen mit dezentem Blumenmuster durch die Gänge flanieren?

Der Vorteil: Wir sind eindeutig Patienten, müssen die Kleidung weder waschen noch bügeln und müssen auch nicht zwei Stunden vor dem Kleiderschrank verbringen, um die ultimative Kombination zu finden. Und wer sich weiß beblümt durch das Krankenhaus bewegt oder ins Bettchen kuschelt, ist sichtlich aus dem Verkehr gezogen und muss weder kochen noch elektrische Schalthebel umstecken noch wichtige Entscheidungen treffen.

Klingt eigentlich wenn nicht nach Urlaub dann immerhin nach einer Erleichterung, oder?

EINLAUF ALS GESELLSCHAFTSSPIEL

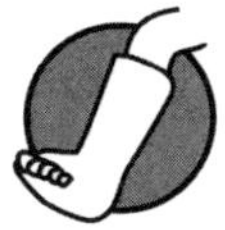

Apropos stecken: Manche von uns empfinden es als peinlich, in Gegenwart der anderen Zimmerinsassen einen Einlauf zu bekommen, der vor einer Blinddarmoperation oder einer Darmuntersuchung ein notwendiges und unumgängliches Übel darstellt. Selbst wenn ein Vorhang vorhanden ist, den die Schwester (hoffentlich) zuzieht, um wenigstens ein Minimum an Intimsphäre zu gewährleisten, kommen wir uns mit einem Schlauch im Po vor Publikum ein wenig erniedrigt vor. Und die zwangsläufig folgende Geräuschentwicklung auf der Toilette ist auch nicht unbedingt für fremde Ohren bestimmt. Wir wollen deswegen nicht schon wieder nach einem Einzelzimmer rufen. Aber kann für diese Prozedur nicht ein eigener, blick- und schalldichter Raum zur Verfügung gestellt werden? Unseren Arzt brauchen wir deswegen erst gar nicht zu fragen, denn der ist als Gast der exklusiven Privatkliniken mit dieser Problematik nicht vertraut.

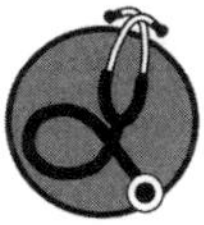

Die Wahrung der Intimsphäre stellt im Krankenhaus eine große Herausforderung dar. Die Kombination aus dünnen Trennwänden, neugierigen Mitpatienten und einer gewissen Ignoranz des Personals ist hierfür sicherlich nicht zweckdienlich.

Kleinere Patientenzimmer statt Schlafsälen mit gefühlten 28 Betten sind da schon ein guter Ansatz. So muss man sich nur vor ein oder zwei Personen genieren, wenn man die Leibschüssel benutzt.

Natürlich könnte man auch die Chefvisite etwas diskreter gestalten und mit dem Patienten leise ein Vieraugengespräch führen. Doch nur mit einer laut gestalteten Konversation können auch die jungen Kollegen, die im Visitenschweif viele Kilometer entfernt vom Krankenbett stehen, etwas mitbekommen. Auch der Lerneffekt für die anderen Patienten ist nicht zu unterschätzen. Denn warum soll man zehnmal dieselbe Litanei zu allgemeingültigen Themen wie Cholesterinspiegel, Darmpolypen oder Erektionsstörungen runterbeten? Ein lautes Impulsreferat, das für die ganze Abteilung hörbar ist, erspart Wiederholungen.

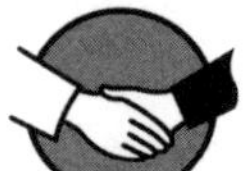

Manche unter uns neigen auch bei Gruppenreisen dazu, den Einzelzimmerzuschlag zu bezahlen. Was für den einen eine Rückzugsmöglichkeit, eine notwendige Intimsphäre darstellt, ist für andere langweilig. Im Zwei-, Drei- oder Vierbettzimmer findet man Anschluss, Leidensgenossen, vielleicht sogar Freunde oder Feinde fürs Leben, je nachdem, was man gerade benötigt – ob nun im Urlaub oder im Krankenhaus.

Apropos Einzelzimmerzuschlag: Für das Krankenhaus kann man entsprechende Versicherungen abschließen, falls man im Ernstfall einen schnarchenden, im Schlaf sprechenden und unter der Decke stöhnenden Zimmergenossen für ein absolutes No-Go hält. Für diejenigen, die sich das nicht leisten können oder wollen, gibt es die Möglichkeit, ein gefährlich wirkendes Schild mit den Buchstaben MRSA (der gefürchtete Spitalkeim) am Bett anzubringen. Sie bekommen dann umgehend ein Einzelzimmer, weit weg vom Schuss.

MENÜ À LA SPITAL

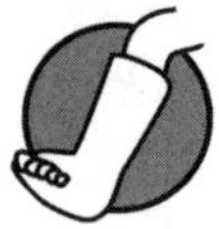

Dreimal täglich das Essen ans Bett serviert zu bekommen, klingt nach Verwöhnurlaub im 5-Sterne-Palast. Allerdings würden wir dort sofort eine Beschwerde an der Rezeption deponieren, wenn wir ohne ausdrückliche Order noch vor dem Morgengrauen aus dem Tiefschlaf gerissen werden, weil das Frühstück gebracht wird. Auch würden wir gerne zu Mittag essen und nicht schon um elf. Und Abendessen bitte erst nach 17 Uhr. Es bleibt uns also gar nichts anderes übrig, als gleich nach dem Pudding einzuschlafen, damit wir wenigstens ein paar Stunden Schlaf bekommen.

Sonst können wir über das Spitalsessen nichts Schlechtes sagen. Es ist besser als sein Ruf. Gute Hausmannskost. Nicht unbedingt das, was wir uns unter einer diätetischen Ernährungsform vorstellen. Aber was sollen wir uns beschweren? In einem Wellnesshotel wären wir froh über Fleisch mit Nudeln und dicker Bratensoße, anstatt ein Vermögen für gedämpften Lauch auf einer Essenz von Erbsenherzen auszugeben. Und wenn unser Arzt nichts dagegen hat, schlagen wir uns einfach den Bauch voll. Und wenn er doch etwas dagegen hätte, sagen wir es ihm einfach nicht.

Interessant ist das vegetarische Menü unseres Fleisch verweigernden Bettnachbarn. Gebäck und Butter sind gleich, nur die dünne Scheibe Schinken fehlt am (frühen) Morgen. Die Fisolen und die Nudeln zu Mittag sehen genauso aus wie auf unserem Teller. Nur das Stück Braten fehlt. Die Gemüsesuppe am Nachmittag duftet seltsamerweise genauso nach Rind wie unsere Suppe. Sollte uns das zu denken geben?

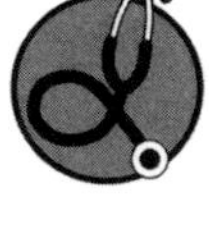

Bis 17 Uhr das Abendessen abgeschlossen zu haben, gilt heute als modisches „Dinner-Cancelling" und hat einen starken Anti-Aging-Effekt. Zudem bemüht man sich mittlerweile in einigen Krankenhäusern, tatsächlich nach neuesten ernährungswissenschaftlichen Erkenntnissen zu kochen. Und mancherorts bekommt man sogar eine nach der molekularen Küche zubereitete Bratwurst mit stickstoffgekühltem Püree.

Dennoch empfinden die meisten Patienten das Essen als Mischform zwischen Beleidigung und Zumutung. Als Arzt weiß man, wovon die Rede ist, denn die Küche ist ebenfalls für das Personal zuständig. Auch wir dürfen uns tagtäglich im Essen nach Geschmack stochernd fragen, wie man bei so einer Nahrung wieder gesund werden soll.

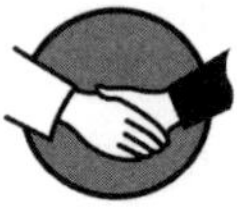

Vielleicht liegt es an den Ernährungsfantasien aus den 1970er-Jahren, die weder Salz noch Gewürze erlaubten und jeglichen Spaß am Essen als lasterhaft und ungesund erachteten. Es könnte auch schlimmer kommen, man denke nur an die Damoklesschwerter einer „Schon-“ oder gar einer „Reduktionskost“, die über den hungrigen Patientenhäuptern hängen. Das bedeutet dann Strafverschärfung: nicht nur schlechtes Essen, sondern auch noch zu wenig davon!

Das diensthabende Personal tröstet sich oft mit dem Pizzaservice oder schiebt eine Packung Mikrowellen-Popcorn in die Röntgenröhre. Patienten müssen hingegen sehen, wo sie bleiben, so nicht der Verwandtenbesuch eine unauffällige große Feile mit einer geheim eingebackenen Torte darin ins Krankenzimmer schmuggelt.

Dabei ist so ein Speiseplan mit mehreren Wahlmenüs ja eine willkommene Abwechslung: Viel lieber entscheidet man sich zwischen Fleisch- und Süßspeise statt zwischen lokaler Betäubung und Vollnarkose. Obwohl eine lokale Betäubung der Geschmacksnerven natürlich auch eine Möglichkeit wäre, die Ekelhaftigkeiten der Spitalskantine zu entschärfen.

BESUCH IN WEISS: DIE HEILIGE VISITE!

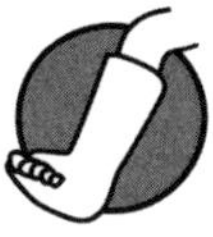

Entertainmentmäßiger Höhepunkt des Spitalsalltags ist die Chefvisite. Wenn der gottoberste Arzt mit seinem Gefolge, ohne anzuklopfen, ins Zimmer stürmt, müssen unsere Besucher dieses sofort(!) räumen. Wir liegen in unserem Bett, die Hände instinktiv über der Brust gefaltet, und warten auf den Segen der Erleuchtung. Gleich werden wir wissen, ob und wann und wie schnell wir auf dem Weg zur Gesundung sind. Irritierend ist, dass der weise weiße Mann in der dritten Person ÜBER uns und nicht ZU uns, sondern zu seinen – durchwegs sehr jungen – Gefolgsleuten in Latein spricht. Selbst wenn wir der lateinischen Sprache mächtig wären, wir würden kaum etwas verstehen, stehen doch alle außer Hörweite weit weg am Fußende des Bettes.

Die Prozession zieht, ohne uns gegenüber irgendein Wort zur Aussicht auf Genesung zu verlieren, von Bett zu Bett und rauscht danach grußlos aus dem Zimmer. Wir und unsere Bettnachbarn schauen einander ratlos an und hoffen, dass unsere Verwandten und Freunde noch rechtzeitig vor Ende der Besuchszeit von der erzwungenen Rauchpause im Hof zurückkehren.

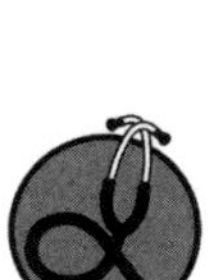

Die Chefvisite kann getrost als Hochamt der Medizin betrachtet werden. Je nach Größe des Krankenhauses nehmen zwischen einer und fünfzig Personen daran teil. So lernen alle etwas von der Weisheit des Abteilungsleiters. Die Wichtigkeit einer Person kann zumeist an der Position in der Prozession abgelesen werden. Die Letzten sind meist auch die Niedrigsten in der Spitalshierarchie. Sie dürfen zwar auch am Krankenbett stehen, aber an einem, das zwei Zimmer weiter steht.

Die „heilige Visite", wie sie in den Krankenzimmern dieser Welt abgehalten wird, auf Latein und mit dem Rücken zum Patienten, birgt tatsächlich spirituelle Sprengkraft. Mittlerweile sind wir zum Glück moderner geworden. Und spätestens seit dem „zweiten internistischen Konzil" ist klar, dass eher die partnerschaftlich orientierte Patientenführung zu bevorzugen ist. Mit anderen Worten: Nun wird der mündige Patient gefragt, ob er seine „endoskopisch retrograde Cholangiopankreatikografie" auch wirklich haben möchte. Erst bei dessen zweifelloser Zustimmung bekommt er den Schlauch zu fressen.

Das beruhigt uns Ärzte, denn nun haben nicht mehr nur wir die ganze Last der Verantwortung zu tragen, sondern auch der Patient. Ganz partnerschaftlich. Einwände des Betroffenen, ob dieser Eingriff wirklich notwendig sei, und auch die Frage, ob denn „retrograd" bei Moskau liege, werden meist mit einem milden Lächeln ignoriert: einfach zustimmen, den Rest übernehmen wir.

Gibt der Patient jedoch keine Einwilligung zu diesem wohlfeil erdachten schönen Eingriff, so wird er wohl mit der geballten Ladung an Liebesentzug zu rechnen haben. Die Diagnose „Querulant" wird elektronisch vermerkt und begleitet ihn fortan sein restliches medizinisches Leben lang.

Die Visite ist nicht mehr als ein kommunikatives Missverständnis, wird aber auch von Insidern nicht als solches erkannt. Im Gegenteil, es wird gehegt und gepflegt. Wenn Sie mehr über Ihren Gesundheitszustand wissen wollen, dann wenden Sie sich unter keinen Umständen an das Personal. Es vertröstet Sie nur auf den leitenden Arzt, „der dann bei der Visite vorbeikommt" und auch keine Antworten für Sie parat hat. Auf Antworten wartet ebenso der medizinische Ausbildner, allerdings von den Anfängern hinter ihm. In seinen Augen ist die Visite ein wesentlicher Teil der Ausbildung von Jungärzten. Wenn Ihnen jetzt bei „Visite“ die Schulausflüge in den Zoo einfallen, trifft das die Sache schon eher. Immerhin sind Sie nicht hinter Gittern.

Sollte Sie die Visitenshow der gewählten Klinik langweilen, können Sie ja innerlich wegzappen, zu Popcorn und Cola greifen, in den Krankenhausbroschüren blättern oder durch die Spitals-Apps auf Ihrem Smartphone surfen. Vielleicht kommt da die eine oder andere Info zutage, die Ihnen der weiße Rattenschwanz vor Ihrem Bett verweigert.

DAS GESPRÄCH AM KRANKENBETT

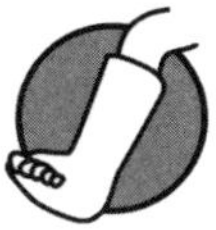

Immer noch verwirrt von der göttlichen Erscheinung in Weiß und seinen Jüngern, warten wir auf unseren behandelnden Arzt. Und warten. Und warten. Und wenn wir Glück haben, kommt er ein Mal in zwei Tagen vorbei, macht eine Minute halt neben unserem Bett und versteckt sich dann wieder unauffindbar in irgendeinem Zimmer. Wir trauen uns gar nicht, auf die Toilette zu gehen, aus Angst, die Chance auf 60 Sekunden seiner Aufmerksamkeit zu verpassen.

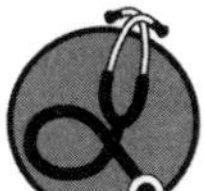

Keine Sorge. Sind Sie gerade mal nicht im Krankenbett zugegen (weil auf der Toilette oder draußen beim Rauchen – oder auf der Toilette beim Rauchen), so macht das auch nichts. Schließlich haben wir ja Ihre Befunde in unserem tollen Computersystem gespeichert und können auch ohne Sie an Ihnen arbeiten. Sie müssen einfach Vertrauen in uns haben und immer wissen, dass wir für Sie da sind, auch wenn wir nicht gerade da sind. Und sollten Sie jemanden zum Small Talk brauchen, gibt es geschultes Fachpersonal dafür.

Vier Minuten sind es, laut einer Studie der Universität Freiburg, die ein Arzt am Krankenbett verbringt. Wenn man auf zeitraubende Floskeln wie „Guten Tag“, „Auf Wiedersehen“ und „Gute Besserung“ verzichtet, kann man noch eine Menge an Gesprächsstoff unterbringen.

Aber lassen wir den Doktor nicht über uns stehen. Holen wir ihn auf unser Niveau herunter: Ein Arzt, der sich ans Krankenbett setzt, erfreut doppelt. Zum einen erfolgt das Gespräch auf Augenhöhe, zum anderen bekommen wir das schöne Gefühl, dass er sich doch nicht so sehr vor uns ekelt.

Achtung: Räumen Sie Hindernisse aus dem Weg, bevor er sich zu Ihnen ans Bett setzt. Harnbeutel und vor dem Personal versteckte Chipspackungen sollten dem medizinischen Gesäß rechtzeitig weichen.

NICHTS WIE RAUS!

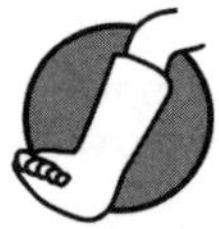

Wenn wir genauer nachdenken, erscheint uns ein Krankenhausaufenthalt nicht mehr als erstrebenswerte Alternative zu unserem Arbeitsplatz. Rein, gesund werden und raus. So schnell wie möglich.

Gerade als wir uns überlegen, wie viele Bettlaken wir zusammenknoten müssten, um uns aus unserem Zimmer im sechsten Stock abseilen zu können, betritt die Krankenschwester mit einem fröhlichen „Wie geht’s uns denn heute?“ den Raum. Freundlich lächelnd – als ob sie sich für die Ärzte und das System entschuldigen wollte – tritt sie an unser Bett, zupft das Laken zurecht, streicht über die Decke und richtet unseren Polster. Sie verwickelt uns in ein Gespräch, das zwar eher belanglos ist, uns aber doch das Gefühl gibt, dass sie ehrlich an unserem Wohlbefinden interessiert ist. Wir sind dermaßen verblüfft, dass wir sogar die wässrige Suppe loben und unseren Fluchtversuch auf unbestimmte Zeit verschieben. Die Krankenschwestern und -pfleger sind die Einzigen, die uns den Aufenthalt erträglich – ja sogar angenehm – machen. Wir bedanken uns für diese Fürsorge mit einer Spende für die Kaffeekasse. Eigentlich sollten wir für sie auf die Barrikaden gehen, um eine verdiente Gehaltserhöhung zu erkämpfen. Wir werden uns mit dem Thema näher beschäftigen, wenn wir wieder ganz gesund sind.

Aber zuerst müssen wir mal raus aus dem Spital.

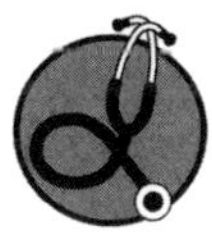

Wann wer unser Haus verlässt, bestimmen immer noch wir! Und wann das sein wird, weiß niemand so recht.

Es gibt wohl kaum Fragen, die für Patienten unbefriedigender und für uns peinlicher sind als jene zur Prognose. Schon Mark Twain wusste: „Prognosen sind schwierig, besonders wenn sie die Zukunft betreffen.“

Hand aufs Herz: Woher sollen wir Ärzte wissen, wie es weitergeht? Immerhin haben wir mit Ihnen als Patienten einen völlig unberechenbaren Faktor vor uns.

Zwar gibt es den Erfahrungswert. Doch der sagt nichts darüber aus, ob Sie nicht zu den wenigen Sonderlingen zählen, bei denen wir in unserer medizinischen Einschätzung völlig danebenliegen. Und so ein Risiko gehen wir nur ungern ein. Zumal die Konsequenzen einer verbindlichen Aussage verheerend sein können. Denn wenn wir Ihnen mit Stempel und Siegel versprechen, dass Sie montags um acht Uhr früh gesund aus dem Spital auschecken können, und das Erste, das Sie tun, ist, die Verwandtschaft für die Willkommensparty einfliegen, die örtliche Blasmusikkapelle aufmarschieren zu lassen und die Weltpresse von Ihrem montäglichen Comeback in Kenntnis zu setzen, dann übt das naturgemäß Druck auf uns aus, damit wir rechtzeitig mit dem Heilen fertig werden. Und daher bleiben wir dann doch lieber unverbindlich.

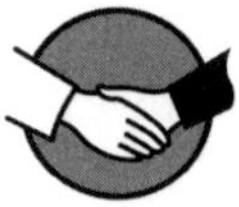

Wer rauswill, braucht sich nur danebenzubenehmen. Wer Behandlungen verweigert, sich beim Rauchen oder nach Mitternacht im Trakt des anderen Geschlechts erwischen lässt, wird von den Eltern abgeholt. Kennen wir alles von der letzten Klassenfahrt.

Aber jetzt kommt's! Es kann auch umgekehrt sein: Sie wollen drinnen bleiben, dürfen aber nicht!

Sie fühlen sich wie nach einem dreigängigen Menü im Dschungelcamp, Ihrem Körper entweichen Flüssigkeiten aus Öffnungen, die nicht einmal in „Shades of Grey" erwähnt werden, und Sie sind froh, dass Ihre Prothesen täglich von der netten Krankenschwester fachkundig gewechselt werden. In diesem Moment erfahren Sie, dass Sie nach Hause gehen dürfen. Heute! Ob Sie noch bleiben können? „Nein, wir brauchen das Bett für den Nächsten." Und aus dem freundlichen „Dürfen" wird ein pragmatisches „Müssen". Sie müssen raus! In die Winterhölle. In das ungeheizte Haus. Mit der Treppe. Ohne Kaffee. Und Ihr vertrauter Hausarzt ging vor fünf Minuten ins lange Wochenende.

Das Ende?

Nicht unbedingt.

Das moderne Krankenhaus verfügt nicht nur über Kaffeeautomaten mit 32 verschiedenen Sorten, von Doppelt-Ultra-Tief-Schwarz bis zu Macchiato Vanilla Hawaii mit einem Schuss Ananaslikör, sondern auch über eine Abteilung für Entlassungsmanagement. Die führen einem die eingegipste Hand beim Ausfüllen von Anträgen für Heimhilfe, Pflege und Essen auf Rädern.

HAUSBESUCHE

SCHACHPATT STATT SCHACHMATT

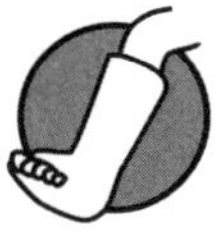

Allein mit den Ärzte- und Spitalserien könnte das gesamte Fernsehprogramm bestritten werden. In diesen Serien spielt sich der Großteil der Handlung in der Praxis oder im Spital ab. Warum? Weil das im Gegensatz zum eigentlichen Teil der Handlung der Realität entspricht. Außerhalb des Habitats, in dem sich der Arzt als Arzt fühlt, klärt er Verbrechen auf, kümmert sich darum, dass eine Einwandererfamilie eine neue Wohnung, ein Waisenkind ein Pferd oder seine Ex-Ex-Frau wieder einen Orgasmus bekommt.

Was unser Arzt außerhalb seiner schützenden Wände tut, wissen wir nicht und es sollte uns auch egal sein. Was wir aber wissen: Er kommt nicht zu uns nach Hause.

Wir wissen auch warum. Er weiß nämlich, dass wir null Bock darauf haben, den weiten Weg in seine Praxis zu machen und uns dann für Stunden im Wartezimmer zu langweilen, nur um ein Rezept für Nasenspray zu bekommen. Und wir wissen, dass er null Bock hat, den weiten Weg zu uns zu machen, dann ewig lang nach einem freien Platz im Halteverbot zu suchen, um uns ein Rezept für Nasenspray auszustellen.

Da befinden wir uns in einer gewissen Pattsituation.

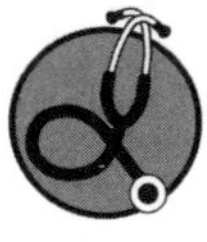

Unsere Patienten schwärmen in den buntesten Farben von dem guten alten Hausarzt.

Der Tag und Nacht für sie da war und gut gelaunt vorbeischaute; den man auch am Wochenende anrufen konnte; der selbstverständlich nachher auch noch in der Apotheke das heilende Pulver besorgte, die Kinder von der Schule abholte und eine warme Mahlzeit zubereitete. Eine solch individuelle Betreuung ganzer Familien ist nicht nur ein Mythos. Ich kannte, vor allem in ländlichen Gebieten, viele solcher Kollegen, die Arzt und Mensch in Personalunion waren. Allerdings hatten einige davon ein Alkoholproblem und tranken sich durch die Bauernhöfe. Andere wiederum waren mehrfach glücklich geschieden, da sie nie zu Hause waren.

Stellen Sie sich vor, Sie verkaufen Drucker und Ihre Kunden könnten bei Fehlermeldungen und einem Papierstau Tag und Nacht bei Ihnen anrufen und um einen Hausbesuch bitten. Natürlich wären Sie der beliebteste Druckerhändler in der Gegend. Zum Preis, ein armes Schwein zu sein. Und im Endeffekt latschen die undankbaren Kunden dann ohnehin zum Großmarkt, um ein Schnäppchen zu ergattern.

Natürlich haben Hausbesuche ihre Berechtigung. Wenn man wirklich nicht mehr aus dem Bett kommt, hat es durchaus Sinn, dass der Berg mal ausnahmsweise zum Patienten kommt. Aber mitunter stehen nicht die Krankheit, sondern eher die Unlust, in die Kälte hinauszugehen, und die Auffassung, man zahle ohnehin genug in das Krankenversicherungssystem ein, im Vordergrund.

Im Notfall rücken wir schon aus. Aber nicht, wenn es sich bei dem Notfall um die Parkplatznot vor unserer Praxis handelt.

Wer mit Fieber im Bett liegt, soll nicht arbeiten gehen. Das ist eine klare Vorgabe aller relevanten Gesundheitsinstitutionen. Und was sonst wenn nicht Arbeit ist es, wenn man sich den Weg freischaufeln muss, um zum Auto zu gelangen, wenn man die Treppe zum Hausarzt erklimmen muss, wenn man ein intensives Aufnahmegespräch mit der Sprechstundenhilfe führen und zwei Stunden im

Wartezimmer die Zeit totschlagen muss? Das ist Arbeit und entspricht wahrscheinlich sogar dem Alltag vieler Bürokräfte.

Und wenn der Arzt das nicht verstehen will, halten Sie es mit ihm wie mit der Unterwäsche: Man muss sie ja nicht unbedingt täglich wechseln, aber es gibt eindeutige Anzeichen, wenn ein Wechsel angesagt ist. Vielleicht ist ja der Arzt im Nachbarort kooperativer.

TELEFONDIAGNOSE

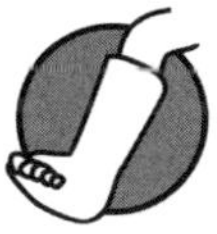

Dem Arzt sollte klar sein, dass es klug ist, wenn wir uns nicht verschnupft in sein Wartezimmer setzen. Also warum lässt er sich nicht dazu überreden, uns telefonisch zu behandeln? Dabei husten wir doch ohnehin schon direkt in den Hörer, er braucht ja nur mehr das Stethoskop ans Telefon zu halten. Und wir könnten ihm bequem von zu Hause all das erzählen, was wir ihm in der Praxis auch erzählen würden. Wir würden ihm sogar unseren geröteten Hals vor die Webcam halten, damit er sie über das Internet sieht. Aber das ist ihm alles zu unsicher: „Ich kann das aus der Ferne nicht beurteilen." Das müsse er sich ansehen. Natürlich wieder nicht bei uns zu Hause, sondern in seiner Praxis.

Was bleibt uns also anderes übrig, als den Arzt mit lebensbedrohlichem Leiden zu uns nach Hause zu locken. Körpertemperatur über dem Siedepunkt, Stechen in der Brust, Lähmungserscheinungen und – ach übrigens – die Nase rinnt.

Entweder hat der Arzt unsere Chimäre durchschaut oder er ist ein ganz abgebrühtes Exemplar. Er schickt uns in die Apotheke für Nasenspray gegen Einsatz. Das Rezept können wir ja später in der Praxis abholen und dem

Apotheker nachbringen. Die anderen Symptome sind ganz normal – das geht gerade um – und werden bald wieder verschwinden. Verdammt!

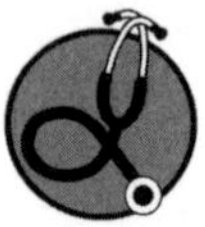

Telefondiagnosen sind besonders kritisch. Denn in dem Moment, wo ich einen medizinischen Rat erteile, bin ich auch für die Konsequenzen verantwortlich. Natürlich ist die Sache verlockend und wir können uns in den meisten Fällen darauf verlassen, dass banal klingende Erkrankungen in der Regel auch banal sind. Aber der Teufel schläft bekanntlich nicht und schon befinden wir uns in seiner Küche.

Hier zeigt sich jedoch auch, welcher Arzt tatsächlich Eier (bzw. welche Ärztin Eierstöcke) hat. Denn alles abzusichern, mit Blutabnahmen, Röntgen und fachärztlichen Konsultationen ja nichts zu übersehen, kostet nicht nur viel Geld, sondern geht auch den Patienten mächtig auf den Senkel, wenn sie bei jedem banalen Schnupfen in die Magnetresonanztomografieröhre geschoben werden und einen Schlauch in den Hintern bekommen.

Aber das habt ihr euch, liebe Patienten, selber zuzuschreiben. Denn die, die am lautesten nach einer komfortablen Telefonlösung schreien, stehen dann oft auch als Erste mit dem Anwalt vor der Tür, um diese geradezu fahrlässige Telefonlösung vor den Kadi zu bringen. Und diesen Schwarzen Peter könnt ihr euch behalten. Wir sehen uns in der Praxis!

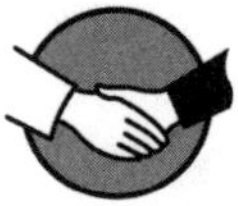

Global gesehen liegt der telefonische Kontakt im Trend, nicht anders ist der Boom der Callcenter zu erklären. Und schon bald werden aus Kostengründen auch gesundheitliche Dienstleistungen auf diesem Weg angeboten werden. Noch in der Warteschleife werden Sie per Tastatureingaben entscheiden dürfen, ob Sie unter

„Fragen zur Schönheits- und plastischen Chirurgie" (Taste 1), „Fragen zu Goldeinlagen und Zahnspangen" (Taste 2) oder „andere Wehwehchen wie Herzrhythmusstörungen oder Schlaganfälle" (Taste 3) fallen. Abheben wird dann jemand, der Betriebswirtschaft oder Jus studiert, viel mehr braucht man ja nicht, um fragebogengeleitet ein Geschäft abzuschließen – Pardon –, um den Patienten zu behandeln. Da werden Sie schon Glück benötigen, damit am anderen Ende der Leitung auch tatsächlich ein Arzt zum Hörer greift …

2 DR. SELTSAM

DAS SCHWEIGEN DER ÄRZTE

SPRICH MIT MIR!

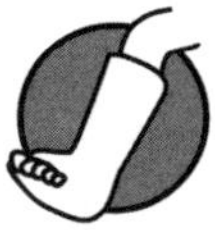

„Hm."

Mehr hat der Arzt zu unserer genauen und ausschweifenden Beschreibung unserer Beschwerden, Sorgen und Ängste nicht zu sagen. Wortlos schreibt er etwas auf ein Blatt Papier und schiebt es stumm über den Tisch.

„Und dann kommen Sie wieder. Lassen Sie sich einen Termin geben."

Das bedeutet, dass wir hier fertig sind. Als Privatpatient zahlen wir dann noch 120 Euro für diese eingehende Untersuchung und das ausführliche Beratungsgespräch bei der Assistentin. Das Papier, das 120 Euro wert ist, ist ein Überweisungsschein für eine Untersuchung. Röntgen, CT oder MR.

Wir spulen Kilometer ab, atmen die Luft von Wartezimmern und werden an Maschinen gehängt.

„Hm."

Viel mehr weiß der Arzt auch nicht zu berichten, als wir mit dem Befund wieder bei ihm vorstellig werden. Das kann jetzt gut sein – oder auch nicht. Er klappt seinen Terminkalender auf, blättert vor und zurück und tippt mit dem Kugelschreiber auf ein Datum.

„Da kann ich Sie operieren."

Na, wer sagt's denn, es kann sprechen! Aber mehr ist nicht zu erwarten. Sein ungeduldiger Blick zeigt, dass wir jetzt noch zwei Sekunden lang Zeit haben, uns für oder gegen die OP an sich, für oder gegen den Termin im Speziellen zu entscheiden. Wir würden so gerne fragen, ob eine OP tatsächlich notwendig ist. Ob es eine Alternative gibt. Wie schwerwiegend der Eingriff ist und mit welchen Folgen wir zu rechnen haben. Und vor allem wüssten wir gerne, was genau uns fehlt.

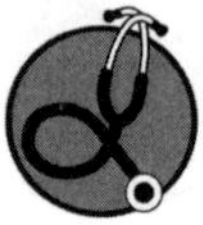

Manchmal mag es für Außenstehende so wirken, als ob wir nicht reden wollten. Tatsächlich geht jedoch eine Menge in unserem Kopf vor, bevor uns das „Hm" als einzig denkbare Antwort über die Lippen kommt.

Zum einen müssen wir rein medizinisch den Fall beurteilen. Das geht schnell. Denn dass man ein Röntgen braucht, wenn man etwas von außen nicht sieht, oder den Blutzuckerwert bestimmen muss, wenn man ihn nicht aus einer Körperflüssigkeit erschmecken kann, liegt auf der Hand und bedarf keines umfangreichen Medizinstudiums.

Zum anderen denken wir akribisch darüber nach, ob eine bestimmte Untersuchung tatsächlich auch notwendig ist und von der Kasse bezahlt wird, wie ein Patient darauf reagiert, wenn er sich eine halbe Woche freinehmen muss, da er nun erst zum Radiologen pilgern muss, um nachher wieder bei uns vorstellig zu werden, und ob unser komisches Magengrummeln möglicherweise von dem üppigen Kongressbuffet stammt. Beim Blick auf die Uhr und das volle Wartezimmer sowie der Überzeugung, dass alles, was man sagt, auch gegen einen verwendet werden kann, scheint das „Hm" eine gute Antwort zu sein. Besonders, da wir wissen, dass uns viele unserer Patienten an den Lippen hängen und jedes von uns geäußerte Wort auf die Goldwaage legen. „Mein Arzt hat gesagt …" – „Die Frau Doktor hat gemeint …" Selbst eine von uns unbedacht gewählte Formulierung bleibt in deren Langzeitgedächtnis haften. Und so etwas könnte uns einmal Kopf und Kragen kosten. Als zwei völlig konträre Reaktionsformen wählen wir daher einerseits die Informationsüberflutung in Wort und Schrift, um unserer Aufklärungspflicht nachzukommen, oder ein schlichtes „Hm" als Ausdruck der Wertschätzung. Frei nach der ärztlichen Maxime: Reden ist Silber, Schweigen ist Weiß.

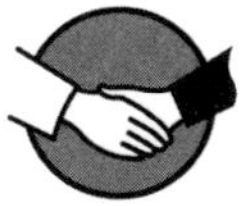

Sie wollen, dass Ihr Arzt mit Ihnen spricht? Dann belohnen Sie ihn nach jeder Erläuterung, die Sie verstanden haben: „Gut gemacht! Ganz gut!", und vor allem loben Sie seine Bereitschaft, sich für Patienten Zeit zu nehmen. Kraulen Sie ihn sozusagen symbolisch hinter dem Ohr. Er wird hechelnd auf Ihre nächste Frage warten!

Und, keine Angst, Sie sind nicht allein!

Bei der Studie eines deutschen Krankenkassenverbandes kam zum Vorschein, was Patienten von ihren Ärzten wirklich wollen: an erster Stelle die Erreichbarkeit des Arztes, an zweiter Kommunikation und Information. Vielleicht weil die fachliche Kompetenz vom Patienten ohnehin schwer bewertet werden kann; hingegen ob der Arzt da ist oder nicht, fällt auch den weniger Begabten auf. Interessanterweise hat „Heilung" nicht den Sprung in die Top drei geschafft, mit dieser Erwartung will man den Doktor wohl nicht vergrämen.

MEIN ARZT IST FETT, RAUCHT UND SÄUFT!

SEI VORBILD

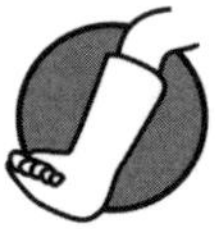

Wir erinnern uns an unsere Kindheit. Ständig sollten wir uns ein Beispiel an irgendjemandem nehmen: an Karlheinz, weil er lauter Einser geschrieben hat. An Gudrun, weil sie ihr Kleidchen nie bekleckert hat. Also haben wir uns ein Beispiel am Karlheinz genommen. Der hat zwar tatsächlich lauter Einser geschrieben, aber dafür seiner Mutter jeden Tag Geld aus der Börse geklaut. Und die adrett gekleidete Gudrun hat ihre kleine Schwester mit Sand und Regenwürmern gefüttert. Und was ist aus ihnen geworden? Karlheinz sitzt zurzeit zum dritten Mal ein, und Gudrun nennt sich heute Madame O und arbeitet als Domina in einem einschlägigen Etablissement. Richten Sie ihr bitte schöne Grüße aus, falls Sie sie sehen.

Sich ein Beispiel an jemandem zu nehmen, ist nicht so einfach. Vor allem, wenn sich das Vorbild nicht vorbildlich verhält.

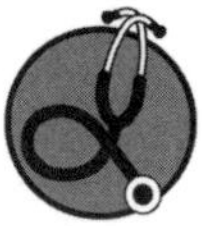

Wie war das noch mit der viel gepriesenen Eigenverantwortung?

Wir informieren über Gesundheitsbelange, sind aber deswegen noch lange nicht bereit, diesbezüglich als Kopiervorlage zu dienen. Mündige Patienten sollten ihren Ärzten nicht nacheifern. Sonst müsste man ja nicht nur die gesunde Lebensführung der Mediziner nachahmen, sondern auch gleich deren archetypische Gegenstände Stethoskop, Reflexhammer und Golfschläger mit sich herumtragen.

Natürlich erwarten wir von Friseuren, dass sie auch in der Freizeit gekämmt sind, von Rockstars, dass sie in der Garderobe zumindest weiche Drogen konsumieren, und von einem Finanzminister, dass er Steuern zahlt. Aber bleiben wir doch realistisch! Viele Klischeevorstellungen sind längst überholt und so mancher Rockstar zahlt mehr Steuern, als ein Politiker kokst.

Das mit dem Vorbild ist so eine Sache. Dass Kinder ihre Eltern nachahmen, ist erwiesen – in der Psychologie bezeichnet man dieses Verhalten als „Lernen am Modell". Auch wenn wir einen Laufsteg bisher nur aus der Ferne gesehen haben und uns unseren Arzt als Model nur schwer vorstellen können, so sollten wir abwägen, ob unser Arzt als geeignetes Vorbild herhalten kann!

Daneben gibt es noch „Lernen am Erfolg", also wenn wir durch Belohnung in unserem Tun bestärkt werden: Erziehungswissenschaftler sprechen bei Kindern von „Lernen durch Bestechung", die Korruptionsstaatsanwaltschaft wiederum leitet ein paar Jahre später ein Verfahren ein. Es gilt die Unschuldsvermutung.

Der Psychotherapeut Paul Watzlawick bringt eine weitere Perspektive in die Diskussion ein: „Das Richtige auch dann zu tun, selbst wenn es die Eltern empfohlen haben: Das ist Reife!" Diese Reife von Patienten zu verlangen, ist jedoch die reinste Zumutung!

MEIN ARZT RAUCHT!

„Rauchen Sie?“ Bei der Aufnahme dieser Anamnese weiß unser Arzt gleich, wo bei uns der Lungenwurm begraben ist. Wir haben sofort ein schlechtes Gewissen. Und das zu Recht! Denn wir haben genügend Dokumentationen über die Schädlichkeit des Rauchens gesehen und zahllose Artikel darüber gelesen. Jedes Mal haben wir den felsenfesten Vorsatz gefasst, morgen die Kippen ein für alle Mal auszudämpfen. Und wenn nicht morgen, dann übermorgen. Und wenn nicht übermorgen, dann irgendwann. Irgendwann war dann sogar für uns das Rasseln in der Lunge nicht zu überhören und hier sind wir also. Der Arzt hält uns eine Predigt über alles, was wir ohnehin schon wissen. Wir nicken demütig. Er hat ja so recht. Als er sich vorbeugt, um in unseren Hals zu schauen, können wir lesen, was auf dem Päckchen in der Brusttasche seines weißen Kittels steht. Welch Überraschung, der Herr Doktor raucht dieselbe Zigarettenmarke wie wir! Natürlich versprechen wir dem Arzt, dass wir uns Nikotinpflaster kaufen und schon demnächst rauchfrei sein werden. Aber insgeheim denkt sich das Teufelchen in uns: „Ich hör erst dann zu rauchen auf, wenn du aufgehört hast.“

MEIN ARZT SÄUFT!

In unserem Blutbefund sind einige Werte hervorgehoben. Irgendwelche Kommastellen geben Grund zur Besorgnis. Wir sollen das Trinken einstellen oder zumindest mäßigen. Das Trinken von Alkohol, wohlgemerkt. Als der Arzt uns ins Gewissen redet, bemerken wir einen Hauch von Pfefferminze in seinem Atem, der sonst gut zu der Flasche Cognac am Fensterbrett passen würde. Aber er ist ja kein Unmensch und erlaubt uns ein Glas Wein pro Tag oder hie und da mal ein Bier oder einen Schnaps auf der Skihütte – aber nur einen! Wir werden ihn daran erinnern, wenn er wieder einmal zufällig dasselbe Lokal besucht wie wir und nach drei Flaschen Wein und fünf Klaren den Bus entert und nach Kuba will, aber schnnneelll!

MEIN ARZT IST FETT!

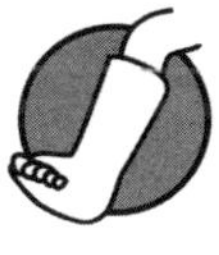

Draußen scheint die Sonne, dennoch ist es finster im Behandlungsraum. Denn der Arzt verdeckt mit seiner Leibesfülle die doppelten Flügelfenster. Im schwachen Licht der Schreibtischlampe sehen wir, wie er sich in seinem Stuhl zurücklehnt und die Arme über die Körpermitte legt. Die Fingerspitzen berühren einander nicht. Mit der präzisen Beobachtungsgabe des erfahrenen Diagnostikers mustert er uns und spricht sein Urteil: „Sie sind zu fett." Vielen Dank für diese aufschlussreiche Information. Wir dachten nämlich schon, dass unser Spiegel im Badezimmer geschrumpft ist und ein Kobold die Digitalanzeige der Waage manipuliert hat. Er hält uns einen strengen Vortrag über unsere cholesterinsteigernden Essgewohnheiten und rügt uns für unsere herzverfettende Faulheit. Mehr Bewegung, weniger essen, lautet seine sicher nicht unrichtige Devise. Unser Problem ist jedoch, dass wir ihn nicht ernst nehmen können. Er hat sicher noch nie einen Nachschlag bei Vor-, Haupt- und Nachspeise abgelehnt. Und die Tennisschläger, die er wie jeder Arzt im Kofferraum seines Autos mitführt, haben sicher noch nie einen Court gesehen.

Vorbilder sehen anders aus.

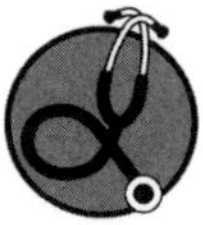

Die neue Work-Life-Balance führt zunehmend dazu, dass man nicht gänzlich mit seinem Beruf verschmilzt, sondern auch ein Leben abseits der Arbeit führen möchte. Und dieses Leben steht nicht immer im Einklang mit der Profession. Ein Waldorflehrer setzt sich abends vor die Glotze, so mancher Sternekoch legt spätnachts noch eine Tiefkühlpizza in den Backofen, und Ärzte können, selbst wenn sie zuvor eine Leber transplantiert haben, maßlosem Alkoholgenuss am Stammtisch etwas abgewinnen.

Das Zeitalter der patriarchalischen Arzt-Patienten-Beziehung sollte vorüber sein, das der patriarchalischen Patient-Arzt-Beziehung braucht erst gar nicht zu beginnen. Damit ist weder der Patient seinem Arzt Rechenschaft schuldig noch umgekehrt.

Jeder ist seines eigenen Körpers Schmied!

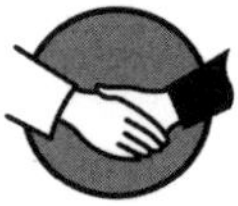

Auch James Dean hat getrunken und geraucht, und keiner hat ihm vorgeworfen, dass sein Porsche nicht mit Biosprit angetrieben wurde.

Seien wir ehrlich, machen diese Laster unseren Arzt nicht cool und zu einem von uns? Und kommt er uns nicht sogar näher als der abstinente, gelehrte Doktor, wenn er (zu) wohlgenährt vor uns lehnt, vielleicht sogar einen vollen Aschenbecher oder eine Cognacflasche auf seinem Fensterbrett stehen hat? Auch wenn er säuft und raucht, er hat studiert und Erfahrungen mit Patienten gesammelt.

Wir könnten lediglich seine eigene Lebensführung infrage stellen. Aber heute geht es um uns, um den Patienten. Und da könnte die Drogenerfahrung des Arztes von Vorteil sein. Er hat erlebt, was es heißt, nach einer durchzechten Nacht in den Dienst gehen zu müssen. Er kennt die Scham, seine zitternden Hände verstecken zu müssen. Er weiß, was es bedeutet, zur letzten Zigarette zu greifen, jeden Abend aufs Neue.

Also: Sagen wir „Ja“ zu ihm!

Was soll auch schon passieren?

Im schlechtesten Fall entdecken wir mit ihm eine neue, gemütliche Bar und erleben sogar einen netten Abend, an dessen Ende wir erfahren, wo im Krankenhaus die heimlichen Raucherecken sind.

DIE 6-STUNDEN-WOCHE

TIEFSTAPELN IST AUCH EINE FORM DES ANGEBENS

Wer liebt sie nicht, die lieben Freunde, Bekannten und Mitmenschen, die unser Mitgefühl suchen, wenn sie darüber jammern, dass ihr 6 Meter langes, 550 PS starkes SUV so viel Sprit verbraucht, dass sie nach einmal Ausparken nachtanken müssen.

Natürlich möchten wir nicht mit dem Ehepaar tauschen, dessen Haus so groß ist, dass sie einander oft tagelang nicht über den Weg laufen. Allein das Briefing der Gärtnerarmee für die Pflege der fünf Hektar großen Parklandschaft dauert Tage. Auch unser Mitleid für die Blondine mit dem Playboy-Body, der die Männer immer nur auf die riesigen Möpse in ihrem tief ausgeschnittenen Dekolleté starren, ist tief und aufrichtig. Auf die Idee, sie zu fragen, warum sie sich die Haare von Schwarz auf Hellblond färben und die Oberweite um zwölf Nummern vergrößern ließ und die Dinger dann frei zur Schau stellt, kommen wir nicht.

ARBEITSSTUNDEN STATT PENISLÄNGE

An erster Stelle des angeberischen Tiefstapelns steht jedoch das Klagen über den Arbeitsstress. Dabei geht es dem Lamentierenden nicht darum, sich sein Leid von der Seele zu reden, sondern er will sich wichtigmachen. Die Anzahl der wöchentlichen

Arbeitsstunden ersetzt am Stammtisch schon längst die PS des Autos und die Zentimeter des Penis. Männer wie Frauen prahlen heute gerne mit einer 200-Stunden-Woche. Und dem sollen wir Bewunderung zollen? Ist doch Zeit fürs Nichtstun zu haben die wahre Dividende des Erfolgs.

Unser Arzt zeigt uns, wie das geht. Seine Ordinationszeiten sind Montag und Mittwoch von 14 bis 16 Uhr und Donnerstag von 10 bis 12 Uhr.

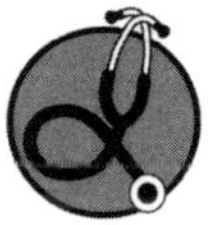

Man sieht nur mit dem Herzen gut, das Wesentliche ist für die Augen unsichtbar. Wenn man mit Herz an die Sache herangeht, so erkennt man sehr rasch, dass die auf den Tafeln mit den Augen abzulesenden Ordinationszeiten wohl nicht der tatsächlichen Arbeitszeit entsprechen können. Aber Hauptsache, der Neid verführt zum Ärzte-Bashing.

Denn sonst würde man wissen, dass man zu Terminen außerhalb der angeschriebenen Ordinationszeiten geladen wird, dass es auch Zeiten der Hausbesuche, Zeiten der Administration und Zeiten der Zärtlichkeit gibt, wenn man sich wieder mal mit Kontrollorganen der Krankenkasse herumstreiten muss.

Die Lieblingserkrankung der niedergelassenen Ärzte ist nach wie vor das Burn-out und nicht das Bore-out. Sollte also jemand eine gute Idee haben, wie man mit sechs Stunden Arbeitszeit in der Woche die Praxisbelegschaft und die Familie durchfüttern kann, bitte um kreative Vorschläge. Ich bin für alles zu haben!

Minus-Zeit. Aus Erfahrung kann gesagt werden, dass Zeitangaben mit Vorsicht zu genießen sind. Wenn die Ordinationszeit von 14 bis 17 Uhr angegeben ist, dann öffnet der gute Geist die Türen um 13.45 Uhr und startet damit das Rennen um die besten Plätze und die niedrigsten Nummern im Wartebereich. Wer also pünktlich kommt, in diesem Fall um 14 Uhr, den bestraft das Leben. Sie werden dann nämlich mit der Nummer 50 in den Ordinationsalltag einziehen …

Ganz gute Zeiten zum Eintreffen sind jene gegen Ende des zweiten Drittels der Öffnungszeit. Da wurden die ersten Patienten schon abgebaut und die Spätkommenden, die alles gerne bis zum letzten Moment hinausschieben, überlegen noch zu Hause vor dem Spiegel, wie sich ihr Zungenpiercing in der Zahnspange verfangen konnte.

Sie sind ein Spätkommender? Dann passen Sie auf, weil die Angabe „bis 17 Uhr“ irreführend sein kann. Bis 17 Uhr wird zwar behandelt, aber nur bis 16.30 Uhr wird aufgenommen.

„Bis 17 Uhr“ ist aber auch in die andere Richtung unzuverlässig. Da der gemeine Arzt schon dazu neigt, alle Patienten, die angemeldet sind, auch abzubauen, haben Sie hoffentlich nicht damit spekuliert, sich am Abend noch die Spätübertragung der Champions League oder das Promidinner mit Gastkoch George Clooney anzusehen.

SECHS STUNDEN SIND GENUG

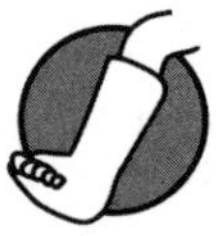

Kein Wunder, dass wir keinen Termin bekommen und – wenn endlich doch – das Wartezimmer zum Bersten voll ist. Wie soll der arme Arzt denn die Massen an Patienten in sechs Stunden in der Woche abfertigen? Immerhin muss er ja auch die sechs Wochen auf den Malediven, die fünf Wochen am Arlberg und die vier Wochen, in denen er mit seinem Ferrari von einem toskanischen Weingut zum anderen gefahren ist, wieder einarbeiten.

Wenn also wieder jemand bei uns mit seinem enormen Arbeitspensum Eindruck zu schinden versucht, lachen wir ihn einfach aus.

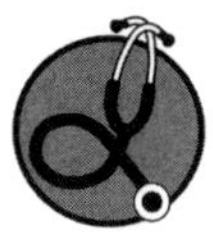

Es gibt Ärzte und es gibt Ähhrzte! Natürlich finden sich in der Medizin höchst lukrative Sparten, die es ermöglichen, sich dem Jetset hinzugeben, teure Gesichtswässerchen zu verwenden und einen kleinen Reitstall sein Eigen zu nennen. Und dann gibt es noch das Fußvolk, das genauso wie seine Patienten Kredite abbezahlt, alte Autos fährt und auf Ärzte schimpft, die sich dem Jetset hingeben, teure Gesichtswässerchen verwenden und einen kleinen Reitstall ihr Eigen nennen.

Dennoch ist das Bild, das in den Köpfen der meisten Menschen von einem Arzt herumgeistert, eher das Bild des Jetsetters denn das Bild des Kreditratenzahlers. Die neuen Selbstständigen sind eben im Normalfall keine Großgrundbesitzer und Firmentycoons mehr, sondern arbeiten eher selbst und ständig.

Dass sogar junge Ärzte im Krankenhaus mit einem satten Monatssalär nach Hause gehen können, stimmt schon, ist jedoch Ergebnis einer einfachen Rechenaufgabe: Wer statt vierzig achtzig Stunden im Spital herumschlurft, bekommt meist auch für achtzig Stunden bezahlt. Entspricht also eigentlich zwei Jobs. Das ist aber so, wie wenn man nach der Arbeit in die Arbeit geht. Also arbeiten wir fleißig rund um die Uhr, um auch endlich an das Sechs-Stunden-Licht am Ende des Tunnels zu gelangen.

Während weite Gebiete Europas unter Arbeitslosigkeit leiden, aalen sich Mediziner anscheinend im Luxus einer Achtzig-Stunden-Woche. Von diesen bekommen die Patienten aber nur einen Bruchteil mit. Die Organisation von Krankenhäusern frisst viele Ressourcen.

Da werden Abteilungen in Stellung gebracht, Formulare abgeschossen und endlose Gänge durchkämpft. Der Benefit dieser Über-Überstunden fließt also in die Verwaltung – und letztlich auch in die Geldbörse des Arztes. Der braucht das Geld dringend, denn eine Psychotherapie für Burn-out ist nicht billig. Unter Umständen könnten Sie näher an Ihren Arzt herankommen, wenn Sie eine Ausbildung zum Seelenklempner abschließen.

ARZT IM DIENST

FRECHHEIT SIEGT

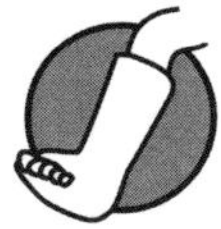

Selbstverständlich machen wir der Rettung Platz, wenn das Blaulicht in unserem Rückspiegel auftaucht. Es geht schließlich um Sekunden, wenn der Patient mit Herzinfarkt in die Klinik gebracht werden muss. Wir gehen natürlich davon aus, dass die Rettungsfahrer Blaulicht und Martinshorn nicht missbräuchlich benutzen, um rechtzeitig ins Wirtshaus zu kommen.

Genauso haben wir Verständnis für den in der Halteverbotszone mit zwei Rädern auf dem Gehweg abgestellten Sportwagen, wenn hinter der Windschutzscheibe das Schild „Arzt im Dienst“ prangt. Ganz klar, der Wagenbesitzer wurde zu einem Notfall gerufen. Wenn aber der Fahrer besagten Flitzers mit einer großen Einkaufstasche aus der Boutique kommt oder sich nach dem Verlassen einer einschlägigen Bar den Lippenstift aus dem Gesicht wischt und sich vergewissert, ob der Hosenschlitz zu ist, möchten wir dem Gott in Weiß ein blasphemisches „Arschloch!“ zurufen. Wir tun es nur aus dem einen Grund nicht: Wir könnten einmal seinen Hausbesuch dringend benötigen. Und dann wären wir froh, wenn wir nicht vor seinem Eintreffen versterben müssen, weil er eine Stunde lang auf Parkplatzsuche um den Block gefahren ist.

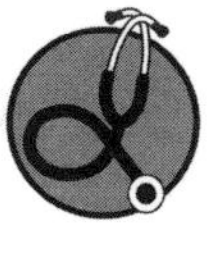

Denn führe uns nicht in Versuchung. Der Arztberuf hat durchaus seine schönen Seiten, kann allerdings auch sehr vereinnahmend und nervenaufreibend

sein. Unbestritten bringt er uns Ärzten eine Reihe von Leckerlis für das tägliche Leben – neben dem hohen sozialen Stellenwert, der sogar unfreundlichen Beamten beim Lesen des akademischen Titels Dr. med. eine Verbeugung abringt. Wir können ohne Rezept in eine Apotheke spazieren und uns die Happy Pills zum speziellen Ärztetarif organisieren; wir müssen, wenn wir selbst mal krank sind, nur selten in einer Ambulanz warten, da wir sicher irgendeinen Kollegen kennen, der uns rasch vornimmt; und wir dürfen parken, wo noch nie ein Mensch zuvor geparkt hat.

Dass die Versuchung groß ist, auch in nicht ganz so dringenden „dringenden Notfällen“ das „Arzt im Dienst“-Schildchen hinter die Windschutzscheibe zu knallen, ist beim wachsenden Verkehrsaufkommen und bei den mangelnden Parkplätzen vor allem an Einkaufssamstagen groß. Das mag nicht nett sein, doch wer frei von Schuld ist, werfe den ersten Stein.

Man braucht nicht an der Sinnhaftigkeit der privilegierten Autoabstellung zu zweifeln: Kein Patient würde es goutieren, wenn der dringend erwartete Mediziner auf der Suche nach einem geeigneten Parkplatz zwanzigmal um dem Block kreisen oder die Visite unterbrechen müsste, um die Parkuhr zu füttern.

Zudem ist es ja nicht ausgeschlossen, dass wir im Einkaufszentrum oder im Tennisklub ärztlich tätig werden müssen. Und da sollte der Weg zum rettenden Arztkoffer im Pkw möglichst kurz sein. Bevor Sie also das nächste Mal beim Anblick einer Medizinerkutsche im Halteverbot vor dem Kino den Drang verspüren, die alubefelgten Reifen zu akupunktieren, sollten Sie sich dessen bewusst sein, dass dieses Fahrzeug auch Ihr Leben retten kann.

So ist es, also betrachten wir das abgestellte Fahrzeug mit dem „Arzt im Dienst“-Schild nicht als Hindernis, sondern als mobile Praxis. Sie verspüren heftige Atemnot, Übelkeit oder einen heftigen Juckreiz zwischen den Zehen? Das gewisse Schildchen verweist auf einen Doktor ganz in Ihrer Nähe! Also, halten Sie Ausschau!

Das Schildchen ist übrigens kein Freibrief auf Lebenszeit, im Gegenteil. In Wien drohen bei Missbrauch saftige Disziplinarstrafen. Als solcher gilt auch das widerrechtliche Abstellen des Autos für ein Patientengespräch vor Gericht, das Halten, um ein medizinisches Gerät zu reklamieren, und selbstverständlich das Parken, um beim Speeddating nicht zu spät zu kommen.

In Köln wiederum müssen sich die Mediziner an den Oberbürgermeister wenden, zahllose Bedingungen erfüllen, um dann für 120 Euro eine Parkerleichterung für drei Jahre zu erhalten. Da werden ja manche Patienten besser behandelt!

Im schlimmsten Fall wird ein Auto sogar entfernt, wenn es den Verkehr behindert. Deshalb werden wir sicher nicht „Arschloch!“ rufen, wenn ein Arzt-Pkw den Weg verstellt, sondern ihm kräftig unter die Arme greifen: Damit der Doktor bald wieder mobil ist und den Patienten zur Verfügung steht. Hier als Service die Hotline für abgeschleppte Fahrzeuge in Berlin: (030) 4664/89 7800. (Falls unser Doktor gerade auf einem Kongress in Zürich weilt, die deutsche Vorwahl nicht vergessen!)

ZU 110 PROZENT INKOMPETENT

ÜBER KOLLEGEN SCHIMPFT MAN NICHT

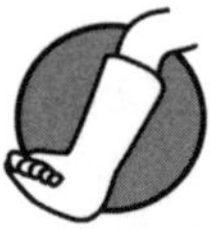

„Wer hat Ihnen denn DAS verschrieben?“

Oh mein Gott, was hat uns der Arzt, bei dem wir zuvor in Behandlung waren, angetan? Eine völlig falsche Diagnose gestellt und die absolut verkehrte Therapie verschrieben? „Keine Sorge, wir machen das jetzt ganz anders.“

Na, dann sind wir ja jetzt beruhigt.

Ärzte würden nie über einen Kollegen lästern oder dessen Kompetenz infrage stellen. Zumindest nicht in konkreten Worten. Aber ein abschätziges Verdrehen der Augen, wenn wir den Namen des anderen Arztes erwähnen, reicht schon aus, dass wir froh sind, lebend endlich in gute Hände gekommen zu sein.

Es ist schon interessant, dass ein Arzt an der Vorarbeit eines Kollegen – sei es am verschriebenen Medikament, am angelegten Verband oder an der verordneten Therapie – praktisch immer etwas auszusetzen hat. Kaum ein Arzt wird in seiner zweiten Meinung die seines Vorgängers bestätigen. Wenn es also stimmt, dass der zuerst konsultierte Mediziner ein fachliches Nackerpatzl – also völlig kompetenzbefreit – ist, dann ist der Hälfte der promovierten Ärzte nicht zu trauen. Wir wagen uns gar nicht auszumalen, was es bedeuten würde, eine dritte Meinung einzuholen. Dann würden höchstwahrscheinlich der erst- UND zweitbehandelnde Arzt mit einer beiläufigen, aber unmissverständlichen Geste oder Bemerkung diskreditiert werden.

„Die Kollegen haben mehr Patienten auf dem Friedhof als ich in meiner Kartei …"

Das würde wiederum bedeuten, dass zwei Drittel aller Mediziner eine potenzielle Gefahr für unsere Gesundheit und unser Leben darstellen. Bei zwölf Konsultationen wären das dann 110 Prozent.

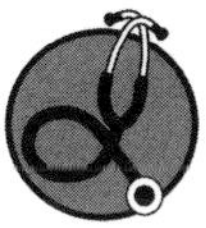

Tatsächlich muss ich als Mediziner zugeben, dass wir selbst nur ganz wenigen Menschen vertrauen. Ein mir bekannter Augenchirurg meinte etwa, er würde eine Laserkorrektur an den eigenen Augen nur vom Besten durchführen lassen. Und das sei nun mal er selbst. Daher trägt er eine Brille.

Zwei Ärzte vertreten alleine schon drei Meinungen, und unendlich viele Behandlungsmethoden sind die einzig richtige. Die Tatsache, dass viele Wege in das heilende Rom führen und Patienten in der Regel auch ohne medizinische Hilfe wieder gesund werden, kann mitunter verwirrend sein. Welche Therapie stimmt nun?

Durch das Lächerlichmachen der plumpen Behandlungsversuche unseres Vorgängers stärken wir den Rücken unserer Patienten. Denn es muss ja einen Grund geben, warum die seit zwanzig Jahren bestehende Hammerzehe nach einer Woche noch nicht weg ist. Klar, dass hier ein Stümper am Werk war.

Je später ein Arzt an die Reihe konsultierter Personen kommt, desto einfacher ist es für ihn, Lob einzuheimsen. Ähnlich einem Gurkenglas, an dem die halbe Familie bereits erfolglos herumgeschraubt hat, löst sich der Deckel des Patienten mitunter ganz von selbst.

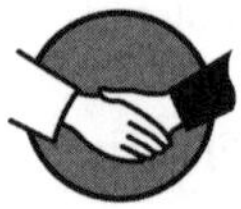

Mit der Wahl des Arztes beeinflussen Sie die Diagnose. Denn vor jeder Körperöffnung wartet ein anderer Spezialist und hat eine entsprechend abweichende Perspektive auf Ihr Leiden.

Wenn Sie mit Kopfschmerzen zum Augenarzt gehen, wird dieser möglicherweise zuerst an eine unbehandelte Weitsichtigkeit denken. Ein Zahnarzt würde seine Zange in Position bringen und ein Psychiater einen tief sitzenden Loyalitätskonflikt vermuten, da Sie nicht wissen, ob Sie nun zum Augenarzt oder zum Zahnarzt gehen sollen. Zumindest, solange Sie verheimlichen, dass Sie Ihren Karibikurlaub abgebrochen haben, weil Ihnen eine Kokosnuss auf den Kopf gefallen ist.

Innerhalb der einzelnen Ärzte-Spezies kann es auch zu unterschiedlichen Positionen kommen. Das kann verwirren, darf aber auch als Gewinn betrachtet werden: Denn Sie können sich aussuchen, wem Sie lieber glauben wollen, welche Diagnose sich mit Ihren bisherigen Erfahrungen eher deckt und welche Behandlung Sie sich und Ihrem Körper eher zumuten wollen. Sei es aus Sympathie, aus Bequemlichkeit oder aus Kostengründen.

FREMDER ARZT – GUTER ARZT?

DR. MENSCHENFRESSER

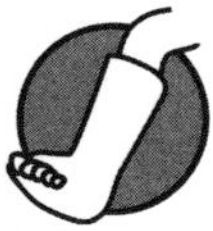

Wir werden im Urlaub im Ausland nicht gerne krank. Nicht nur, weil wir im Hotelzimmer oder im Spital nicht genug Bräune abbekommen würden, um unsere Freunde daheim damit neidig machen zu können. Es geht vor allem darum, dass wir Ärzten außerhalb Deutschlands, der Schweiz und Österreichs plus der Kolonien an der Adria und auf Mallorca nicht vertrauen. Je südlicher und östlicher, umso verdächtiger: Wer weiß, wo die ihr Diplom gemacht haben? Man hört ja so viel.

Um ja kein Risiko einzugehen, haben wir vierzehn Tage das Hotelareal in Ägypten, Indien oder Thailand nicht verlassen, uns von aus der Heimat mitgebrachten Konserven ernährt und den Mund nach dem Zähneputzen mit teurem Mineralwasser ausgespült. So ist es uns gelungen, heil nach Hause zurückzukehren. Vor lauter Freude über unser Glück werden wir unvorsichtig und laufen gegen die Glastür in der Ankunftshalle des Flughafens oder essen eine Wurst aus Gammelfleisch. Im Spital nimmt sich dann garantiert ein Arzt aus eben jenem Land unserer an, dem wir soeben noch gesund entkommen sind.

Sicher, das ist ein heikles Thema. Da ist Political Correctness gefragt. Aber nehmen wir mal an, wir stellen uns nicht die Frage der politischen Korrektheit, sondern diese: Woher kommen die Vorurteile? Hat der Doc aus der Karibik auf der „University of Voodoo“ studiert? Gibt es östlich der Achse Wien–Berlin überhaupt eine zugelassene Universität? Fressen die Ärzte auf Neuguinea ihre Patienten auf, um etwaige Kunstfehler zu vertuschen? Wie eingangs erwähnt: Man hört ja so viel.

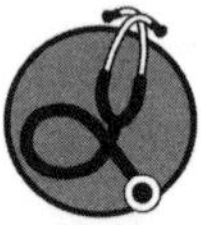

Es ist verständlich, dass sich Patienten gerne an Ärzte wenden, die ihrem Kulturkreis angehören oder zumindest ein gewisses Verständnis dafür haben. So suchen sich bekanntlich moslemische Patienten oft moslemische Ärzte, Christen möchten von Spezialisten aus dem Vatikan behandelt werden und Salmonellen bevorzugen Mediziner aus einer Bakterienkultur.

Die Verunsicherung, einer Person gegenüberzusitzen, die man nicht versteht und, viel schlimmer, bei der man befürchtet, dass man selbst nicht verstanden wird, ist daher groß. Ganz zu schweigen von potenziellen Verständigungsproblemen: Was heißt zum Beispiel „linkes Bein" auf Suaheli? Da kann die Sprachbarriere schnell eine Gefahr für Leib und Seele darstellen. Allerdings wissen auch die wenigsten, was „linkes Bein" auf Latein heißt. Und das kann auch im hiesigen Gesundheitssystem lebensbedrohlich werden.

Die meisten Patienten finden es nicht erquicklich, außerhalb der Landesgrenzen zu erkranken und bei einem Arzt vorstellig zu werden. Denn weiß der überhaupt, wie ein mitteleuropäischer Körper funktioniert? Sind dessen Injektionsnadeln steril genug? Ist das tatsächlich ein Desinfektionsmittel oder nur Caipirinha? Zumindest die Vorbehalte sind grenzenlos.

Zudem gibt es Abstufungen, sozusagen eine Top Ten der vertrauenswürdigsten Nationen. Das hängt mit den Klischees zusammen, kann aber durchaus auch therapeutische Wirkung haben: Der Arzt aus den USA vermittelt Emergency-Flair, ein japanischer Doktor zeugt von Fleiß und Gewissenhaftigkeit, ein französischer Mediziner verströmt Exklusivität, und bei einem Eidgenossen begibt man sich blind unters Schweizer Messer.

Und was kann man sich mehr wünschen als Akupunkturnadeln, die von einem waschechten Chinesen gestochen, Ayurvedakräuter, die von einem authentischen Inder verschrieben, oder Alkoholwickel, die von einem finnischen Mediziner angelegt werden?

Nur einigen wenigen Draufgängern scheint es völlig egal zu sein, von wem sie behandelt werden. Sie denken sich – völlig zu Recht – nichts dabei, wenn ihnen ein Arzt von der gegenüberliegenden Seite des Erdballs vorgesetzt wird. Immerhin sind die Auflagen, hierzulande ärztlich tätig zu sein, mehr als streng, und man kann davon ausgehen, dass dort, wo Arzt draufsteht, auch Arzt drin ist. Wenn ein exotischer Arzt jedoch darauf besteht, dass in seiner Heimat der Aderlass bei sämtlichen Leiden als Therapie der Wahl gesehen wird und er Sie nach den Riten seines Dorfes behandeln möchte, sollten Sie skeptisch sein.

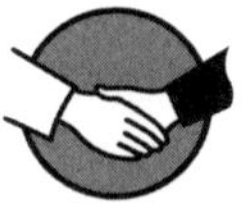

Suche in der Zeit, dann hast du in der Not. Die Suche nach der Nummer eins ist schon für Gesunde eine große Aufgabe, für Kranke allerdings eine Herausforderung, die das Krankheitsbild noch bunter ausfallen lässt: schweißtreibend, nervenaufreibend und generell stressfördernd. Manche Ärzte muss man schon viele Monate vorher kontaktieren, um an sie heranzukommen.

Da heißt es, vorausschauend zu agieren: Ich brauche in einem halben Jahr einen Termin beim Augenarzt meiner Wahl, weil in fünf Monaten das neue iPhone im Handel landet und ich vier Wochen darauf eine Sehkraft-Verschlechterung erwarte, da ich immer noch nicht verstanden haben werde, wie man die Schriftgröße verstellt.

Wenn dann noch Sonderwünsche hinzukommen wie Standort, Erfahrung, Herkunft, Akzent oder Schuhgröße des Arztes, dann kann man getrost alle anderen Hobbys für beendet erklären, man hat ein neues: Doc-Watching!

Dennoch sollten Sie auch bei einem Internisten, der dem Fußball-Star Zinédine Zidane ähnlich schaut, charmant lächelt und fließend zwischen Algerisch und Französisch wechseln kann, bei aller Verliebtheit das Verständnis der Abläufe in den Vordergrund stellen. Wenn Sie nicht verstehen, warum er sich jetzt mit einem Skalpell nähert: ab in die Zeitmaschine, zurückfliegen und beim Anamnese-Date ein paar „Warum?“ und „Erklären Sie mir das bitte noch einmal, das habe ich nicht verstanden!“ einbauen.

SCHEIN UND WIRKLICHKEIT ODER: FRAU DOKTOR HAT EIN TATTOO

UNSER BILD VON EINEM ARZT

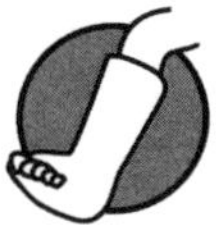

Das gängige Bild, das wir von einem Arzt haben, ist das eines Schöngeistes, eines Intellektuellen und eines kulturell wie überhaupt sehr Gebildeten. Wir erwarten förmlich, unseren Neurologen in einer Kunstausstellung vor einem seltenen Miró oder Gauguin in frömmelnder Andacht versunken anzutreffen. Was wäre der Besuch eines Arnold-Schönberg-Konzerts (Opus 3, Sechs Lieder für eine mittlere Singstimme und Klavier), ohne mit unserer Radiologin den wissenden Blick der Kenner auszutauschen. Jahr für Jahr kreuzen wir mit sportlichen Medizinern die langstieligen Schnapsgläser an den Après-Ski-Bars des Arlbergs. Ärzte fahren liebevoll restaurierte Oldtimer, spielen Tennis und gerüchteweise auch Golf. Sie sammeln selbst ausgegrabene antike Tonscherben und können Sartre (auf Französisch!), Böll und Schiller stundenlang frei rezitieren. So stellen wir uns das vor. Denn nur so einem Menschen trauen wir zu, alles, was er auf der Universität gelernt hat, zu wissen, zu verstehen und mit der nötigen Akribie auszuführen.

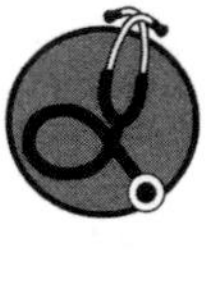

Kennen Sie den?

Mitten im Sinfoniekonzert ruft vorne aus der ersten Reihe ein Mann lauthals: „Ist hier ein Arzt im Saal?“ Eisernes Schweigen, alle, Musiker wie

Zuhörer, versuchen sich wieder auf die Musik zu konzentrieren. Etwas später wieder das Gleiche: „Ist hier ein Arzt im Saal?" Im Saal beginnt ein unruhiges Gemurmel, der Dirigent vergisst schon einen Einsatz zu geben, dirigiert aber eisern weiter. Noch einmal: „Ist hier ein Arzt im Saal?" Der Dirigent bricht ab, während sich in der letzten Reihe jemand erhebt: „Ja, ich bin Arzt. Was ist denn?" – „War das nicht eine wunderbare Passage, Herr Kollege?"

Ärzte gelten als gebildet, kultiviert und eloquent. Tatsächlich hat man als junger Assistenzarzt am OP-Tisch den Eindruck, dass der operierende Chirurg nicht nur besser mit dem Skalpell umzugehen weiß (was ja auch wünschenswert ist), sondern auch eine fundiertere Allgemeinbildung besitzt, witziger ist, weitaus stilsicherer auftritt und auch besser riecht. Je länger wir den Kollegen kennen, desto mehr erkennen wir den primitiven Affen unter der Gesichtsmaske. Dennoch vermag der schneidende Primat nicht nur die Jungärzte, sondern auch die Schwestern, die Patienten und die ganze Welt mit seinen strahlend weißen Jacketkronen zu blenden.

Der Doktor-Bonus schützt davor, dass das Umfeld erkennt, welch hanebüchenen Unsinn wir manchmal verzapfen. So macht das Arzt-Dasein Spaß.

Ein Hinweis für die Finanzberater unter den Patienten: Neben dem Doktor-Bonus gibt es auch den Doktor-Malus!

Ärzte gehen gerne davon aus, dass ihr Stand so angesehen ist, dass sie vor Unrecht gefeit sind. Deswegen tappen sie auch immer wieder dubiosen Finanzanbietern in die Falle. Dabei sollten sie doch aus ihrem Praxisalltag wissen, dass ihr Gegenüber nicht immer ehrlich ist: Wenn es zum Beispiel über die tägliche Anzahl gerauchter Zigaretten, den Alkoholkonsum oder die Teilnahme am Ironman-Triathlon in Hawaii geht. Mediziner denken, dass sie ja auch immer das Beste für ihre Patienten wollen, also muss auch der gut aussehende Aktienjongleur nur das Wohl des Arztes im Auge haben.

Hat er ja vielleicht auch.

Das Stichwort lautet Umwegrentabilität. Über den Verlust des finanziellen Wohlstandes rund um die Lebensmitte bleibt der Arzt auch kurz vor der Pensionierung in aller Demut seinen Patienten erhalten. Womit er auch nicht in das Loch der Sinnkrise fällt, das sich für andere auftut, die auf der Jacht vor den Kanaren die Delfine mit Champagner füttern.

DARF EIN ARZT AUCH MENSCH SEIN? UND WENN JA, WIE SEHR?

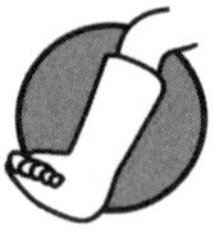

Es gibt aber auch Eigenschaften und Verhaltensweisen, die unser sonst gottergebenes Vertrauen in unseren Arzt erschüttern oder zumindest leicht erzittern lassen.

Stellt sich die Frage: Wie sehr beeinflussen die privaten Vorlieben und Freizeitbeschäftigungen unseres Arztes unsere Meinung zu seiner Kompetenz?

Selbstverständlich gehen wir davon aus, dass der Arzt, mit dem wir bei der Weindegustation ein paar Flaschen vom Feinsten hinter die Binde gegossen haben, zwei Stunden später nüchtern im OP stehen wird. Was aber, wenn wir in einem Social Network ein Posting entdecken, auf dem sich Herr Doktor mit 26 Liter Bier als Tagessieger beim Harley-Davidson-Treffen am Plattensee rühmt? Wenn Frau Doktor für Haut- und Geschlechtskrankheiten mit einem Tattoo „Ich bin geil und das ist gut so" auf dem blanken Busen auf einer Swingerseite im Internet nach

Abwechslung sucht? Ein Chirurg, der zu den Anonymen Kleptomanen geht? Nicht als Arzt, sondern als „Hallo, ich bin Dr. Horst und ich stehle für mein Leben gern!" Da würden wir nach einer Blinddarmoperation unsere Nieren nachzählen.

Unser Privatleben geht unsere Patienten nichts an. Umgekehrt sieht die Sache schon anders aus. Da ist der Beruf zwar eine Nebendiagnose, interessiert sind wir jedoch in erster Linie daran, was ein Patient so unter der Zeit treibt, wie er es treibt und welche Beschwerden er nach diesem Treiben hat. Natürlich ist das eine gewisse Schieflage, hat aber aus professioneller Sicht durchaus Sinn.

Man stelle sich den Patienten vor, der hustend vor mir sitzt: Da kann es schon von Interesse sein, dass er vormittags Jeans mittels Sandstrahlverfahren bleicht, nachmittags am Fließband Computerchips in Notebooks und abends Paprikachips in seinen Körper einbaut.

Ahnungslosigkeit kann natürlich auch beruhigen: Ich möchte ja auch nicht wissen, worin der Koch seine Finger noch vor Kurzem gehabt hat oder ob der Pilot manchmal so traurig ist, dass er am liebsten aus großer Höhe stürzen möchte. Sollte das Private Auswirkungen auf den Beruf haben, werden wir es noch früh genug erfahren.

Umgekehrt kann sich das Privatleben von Ärzten auch positiv auf den Beruf auswirken: Als Weinkenner kann man Körperflüssigkeiten durch das bloße Dekantieren beurteilen, die Vorliebe für Swingerklubs führt zu einer besseren Kenntnis seltener Geschlechtskrankheiten, und eine Mitgliedschaft bei den Hells Angels kann helfen, seinen Patienten überzeugende schlagkräftige Argumente zu liefern, nicht mehr zu naschen.

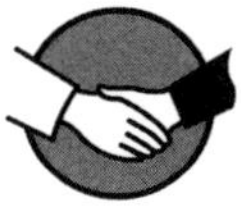

Ihr Arzt kann täglich mit der Harley in den Sexklub fahren, ja. Aber es kann noch schlimmer kommen: Was, wenn er am Wochenende als Kabarettist auf der Bühne steht?

Wie auch immer, nehmen Sie es mit Humor.

Humor ist eine anerkannte Möglichkeit, heikle Themen anzusprechen. Über das Lachen lässt man Unangenehmes eher an sich heran. (Haben Sie schon einmal probiert, ein paar Pointen in ihre Steuererklärung einzubauen?) Und worüber man lachen kann, darüber kann man in der Folge auch reden. Experten hantieren da gekonnt sowohl mit feiner Klinge als auch mit dem Holzhammer, je nach Erfordernis. Auch eine gut platzierte Bananenschale ist immer wieder gut für ein herzhaftes Lachen. Da hat dann eventuell auch noch der Chirurg seine Freude daran.

Ein Scherzmittel als Schmerzmittel: Lachen ist ein immer griffbereites, effektives Medikament. Es regt die Atmung an, die Muskulatur wird besser durchblutet, Stresshormone werden abgebaut, sogar körpereigene Schmerzmittel werden ausgeschüttet. Das erreichen viele nur nach einem ausgiebigen Waldlauf, und Sie müssen dafür nicht einmal an die frische Luft!

3 ÄRZTE SIND ANDERS.

PATIENTEN AUCH.

WER ZAHLT, SCHAFFT AN!

DER PATIENT ALS KUNDE

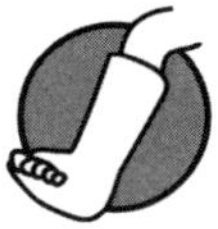

Ohne Patienten ist ein Arzt nichts. Das muss Frau und Herrn Doktor einmal gesagt werden. Ohne uns gibt's keine Villa im Grünen, keine Uhr aus Platin und keine Urlaube auf Tahiti. Und noch was: Hört endlich auf, uns „Patienten" zu nennen! Aus dem Lateinischen kommend, bedeutet das „die Geduldigen, die Ertragenden". Das kann man aber auch anders sehen. WIR haben etwas, das IHR wollt! Nämlich unsere Krankheiten und Verletzungen. Hier, lieber Arzt, ist unser Raucherhusten oder unser Bluthochdruck. Erzähle uns jetzt nichts von „mit dem Rauchen aufhören" oder „weniger Schweinsbraten essen". Das wissen wir selber. Tu lieber etwas für unser Geld. Und wenn du deinen Job gut machst, kommen wir vielleicht wieder. Mit Zahnschmerzen oder Blähungen. Also betrachte uns bitte nicht als jemanden, der etwas ertragen muss, sondern als deinen besten Kunden. Und der Kunde ist bekanntlich König. Erwarte nicht von uns, dass wir geduldig die langen Wartezeiten ertragen und dass wir uns mit „Kommen Sie in zwei Wochen wieder!" abspeisen lassen. Behandle uns zuvorkommend und erweise uns die gebührliche Hochachtung. Eine Behandlung von oben herab dürfen sich nur Polizisten und Handwerker erlauben. (Oder nenne uns zumindest „Klient", um unsere Mündigkeit zu betonen.)

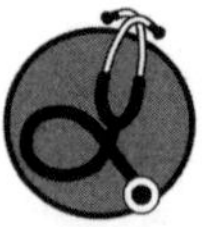

„Lieber Klient, lieber Kunde, es freut uns, dass Sie mit der diesjährigen Frühjahrskollektion unserer Einlaufschläuche zufrieden waren. Wie immer gelten auch dieses Jahr die Umtauschaktion und das sechswöchige Rückgaberecht für transplantierte Organe ohne Angabe von Gründen. Besuchen Sie uns doch in unserem Online-Webshop und erhalten Sie bei Ihrer nächsten Schönheitsoperation drei Brüste zum Preis von zwei!"

Zufrieden?

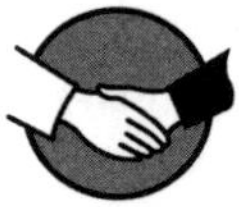

Vom „Klienten" sind wir noch einige Dekaden entfernt. Der Zielschuss der Abfahrt auf der Planai ist eine sanfte Ebene im Vergleich zur Schieflage der Kommunikationsebene zwischen Arzt und Patienten. Die Experten-Laien-Situation gibt dem Arzt scheinbar das Recht, das Gespräch zu eröffnen, zu führen und zu beenden. Jetzt könnte man naiv anmerken, dass so mancher kranke Zeitgenosse diese Stellung im Gespräch schätzt und gerne die Unterordnung akzeptiert.

„Solange man die Alternativen nicht kennt, ist es leicht, seine Erwartungen mit seinen Wünschen zu verwechseln", so spricht Florian Menz, Sprachwissenschaftler an der Universität Wien. Und er hat auch beobachtet, dass das Infragestellen der Expertenschaft mitunter von Ärzten verbal aggressiv geahndet wird. Beim falschen Wortbeitrag des Patienten kann das Gespräch dann durchaus im Telegrammstil fortgesetzt werden: „Welche Werte?", „Seit wann?", „Mit wem?", „Mit oder ohne?" …

Wer die Situation nicht weiter zuspitzen will, hat zwei Möglichkeiten: ein „Entschuldigung" auf der Zunge zu tragen, um es jederzeit einzusetzen, oder dem Arzt künftig fernzubleiben – unentschuldigt!

DER DUMME PATIENT

MAN WIRD SICH DOCH NOCH WUNDERN DÜRFEN

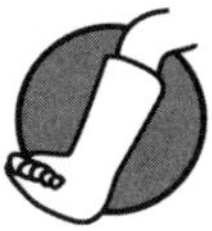

Ja, zugegeben, wir Patienten verhalten uns manchmal etwas unvernünftig. Wir essen Bohnensuppe vor dem Schlafengehen und wundern uns über wahre Stürme unter der Bettdecke. Wir feiern den neuen Job mit 32 doppelten Tequila und müssen dem ersten Arbeitstag wegen eines plötzlichen „Migräneanfalls“ fernbleiben. Aber „dumm“ sind wir deswegen noch lange nicht.

KLARTEXT BITTE!

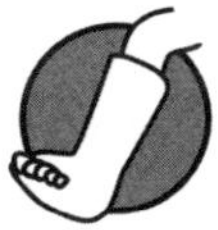

Eine Patientin klagt über Bauchschmerzen. Der Arzt braucht nicht lange, um einen verdorbenen Magen oder einen verzwickten Wind als Ursache ausschließen zu können. Die Schmerzen rühren aus dem unteren Unterleib. Der ist ganz augenscheinlich aufgequollen. Die Patientin nimmt auf dem Gynäkologiestuhl Platz und der Arzt bringt einen Tampon nach dem anderen zum Vorschein. Mit dem Rat „Wechseln, nicht nachschieben!“ kann er sie wieder nach Hause schicken. Selbst in diesem Fall ist „uninformiert“ eher angebracht als „dumm“. Vielleicht haben Sie schon mal im Griechenlandurlaub ein lokales Produkt gekauft und versucht, die Beschreibung in Landesschrift zu entziffern.

Und wer von uns ist nicht schon bei der Inbetriebnahme eines elektronischen Geräts (vornehmlich Computer) an der Bedienungsanleitung gescheitert. Vor allem, wenn diese nur so vor Fachausdrücken strotzt, die bestenfalls der Techniker versteht, der das Gerät entwickelt hat.

Wen darf es da wundern, dass ein Patient ein vom Arzt verschriebenes Medikament mit der Begründung, er könne die Arznei wegen ihre Größe nur schwer schlucken, ablehnt. Der Arzt weist ihn darauf hin, dass die Zäpfchen zur rektalen Anwendung seien. „Oral = schlucken, rektal = in den Popo." Jetzt versteht der Patient. Warum nicht gleich so?

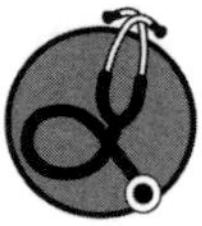

Natürlich können wir nicht davon ausgehen, dass jede Patientin genau erklären kann, was bei einer laparoskopisch suprazervikalen Hysterektomie passiert. Wofür gibt es denn uns medizinische Experten?

Doch ein wenig gesunden Menschenverstand dürfen wir uns schon erwarten. Immerhin sind wir nicht in den USA, wo Kunden prinzipiell auch gleichzeitig Volltrotteln sind und Warnhinweise wie „Die Oma keinesfalls in die Mikrowelle stecken!" oder „Dieser Mixer darf nicht zum Schaumkrönchenmachen in der Badewanne verwendet werden!" auf den Produkten vermerkt sein müssen. Wir dürfen hierzulande unseren Patienten auch etwas zumuten. Nur weil die Packung einer Sportsalbe aussieht wie eine Tube Mayonnaise, müssen wir nicht dazusagen, dass sich dieses Medikament nicht als Garnitur fürs Wurstbrot eignet.

Ich weiß, dass viele Patienten zu schüchtern oder zu stolz sind, um beim Arzt nachzufragen. Aber was glauben Sie, wie wir Ärzte dem Servicepersonal medizintechnischer Geräte auf die Nerven gehen, wenn wir trotz stundenlanger Einschulung noch immer nicht begriffen haben, wo die Einschalttaste ist, oder ob man nun den Patienten in das Gerät oder das Gerät in den Patienten hineinschieben muss.

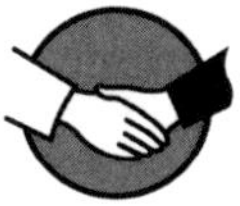

Es gibt keine dummen Fragen, nur dumme Antworten! – Wer kennt sie nicht diese bei Lehrern allseits beliebte Floskel, mit der sie uns vor allem in der ersten Stunde ermutigen wollen, Fragen zu stellen, wenn wir uns irgendwo nicht auskennen. Eine Einstellung, die meistens nur eine Woche hält, denn spätestens dann werden zum ersten Mal die Augen verdreht und ein gezischtes „Das darf ja nicht wahr sein“ verlässt den Mund des Vortragenden. Aber in der ersten Woche dürfen Sie ins Volle greifen, ja müssen Sie sogar. Also haken Sie nach, wenn Sie den Experten vor sich haben: „Was ist ein Zyste?“, „Was bedeutet ‚oral‘?“, „Warum führen 32 doppelte Tequila zu Kopfschmerzen? Und nicht zum Tod? Und wie schreibt man Tequila überhaupt?“– Schließlich kann nicht jeder von uns Medizin, Sexualwissenschaft oder Getränkewirtschaft studieren.

WIR SIND MIT UNSEREM LATEIN AM ENDE

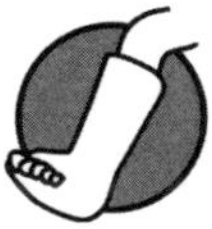

Wirklich dumm kommen wir uns vor, wenn wir versuchen, den unseren Röntgenbildern beigelegten Befund zu lesen: „Der Discus C4 / C5 weist eine links lateral aszendierende Extrusion des Anulus fibrosus auf... eine breitbasige links mediolaterale umschriebene Protusion... rechtsbetonte Bulgings sind osteophytärfixiert...“

Wir verstehen nur Bahnhof. Ja, das Schreiben ist für den behandelnden Arzt und nicht für unsere Augen bestimmt. Aber es handelt sich doch immerhin um UNSER Innenleben. Da haben wir doch das Recht, zu erfahren, was uns fehlt. Auf den Bildern können wir sowieso nichts erkennen. Egal wie oft wir es drehen und wenden. Der

Radiologe könnte doch draufschreiben: „Liebe Frau Müller oder lieber Herr Meier, Ihre Halswirbelsäule ist nicht mehr die jüngste, aber es besteht kein Grund zur Sorge. Ihr Hausarzt wird Ihnen ein spezielles Kissen empfehlen, damit Sie morgens nicht mehr mit einem steifen Genick aufwachen. Freundliche Grüße und so weiter." Aber nein, die Nachricht ist verschlüsselt. Uns wird klar: Wir sind nichts anderes als der Bote, der Bilder und Befund abholt und zustellt.

Die meisten Menschen sind lieber Boten denn Experten. Sie überbringen Nachrichten, verrichten ihre Arbeiten und kassieren Gehälter, ohne über Hintergründe, Inhalt und Sinn informiert zu sein. Sie möchten schlicht in Ruhe gelassen werden. Gleiches gilt für Befunde. Sie sollen von Experten A zu Experten B gebracht werden. Der Inhalt ist zwar nicht geheim, jedoch für den Boten ohne Medizinstudium nicht zu entschlüsseln.

Wenn ich einem Patienten nun schildern möchte, worum es konkret geht, also von der Pathogenese der Krankheit bis zur Wirkungsweise des Medikamentes, winken die meisten nach kurzer Zeit ab und erklären: „Sie, Herr Doktor, wissen schon, was gut für mich ist!"

Natürlich trifft man gelegentlich auch auf Querulanten, die nicht nur ihr Leiden in „Gray's Anatomy-Atlas" erklärt haben möchten, sondern auch den Beipacktext des verschriebenen Mittels auf Punkt und Beistrich mit dem Arzt durchkauen wollen. Diese Patientengattung ist bei uns entsprechend beliebt.

Tatsächlich sind viele Patienten bereits medizinisch vorgebildet, sprechen das eine oder andere Wort Latein oder haben bereits einschlägige Erfahrung durch Fernsehserien oder Arztromane wie „Doktor Sommer und Schwester Gudrun von der Intensivstation (Band 1)", „Doktor Sommer auf Schwester Gudrun in der Intensivstation (Band 2)" und „Doktor Sommer in Schwester Gudrun auf der Intensivstation (Band 3, vergriffen)".

Das sind die mündigen Patienten. Deren Wissen um die Medizin und den menschlichen Körper erleichtert den Umgang auf beiden Seiten der Spritze. Aber mitunter freuen wir uns über die braven Boten, die auch unsere Medikamente artig schlucken, ohne blöd nachzufragen.

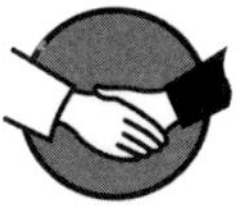

Der Ärztealltag kann auch trist und eintönig sein. Laden Sie den Arzt zu kleinen Spielchen ein, ohne dass er es merkt. Wenn Sie Angaben auf einem Befund nicht verstehen, fordern Sie Ihren Arzt auf, es in Bilder zu übersetzen, die Sie verstehen: „Mein Blutzucker beträgt 350 Milligramm pro Deziliter. Was heißt das für mich? Übertragen auf die Spielzeit bei einem Match in der Champions League?"

Wenn er fußballerisch bewandert ist, wird er antworten: „Das Spiel steht auf des Messers Schneide und wir sind bereits deutlich über der regulären Spielzeit, genau genommen schon beim Penaltyschießen."

Oder fordern Sie ihn auf, Ihren Gesundheitszustand in einer „Top angesagt!"-Skala zwischen Abercrombie & Fitch und Prada einzustufen. Wenn er „Konsum" antwortet, zeigt das, dass seit etwa dreißig Jahren seine Frau sämtliche Einkäufe erledigt. Und Sie Ihre Gesundheit etwas aufstylen sollten.

QUO VADIS?

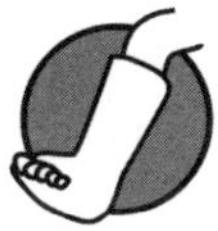

Jene unter uns, die in der Schule Cäsar und Cicero in Originalfassung lesen mussten, können das eine oder andere lateinische Wort verstehen, aber allerhöchstwahrscheinlich nicht den Zusammenhang. Bis wir uns den Befund von unserem Arzt in einer Woche ausdeutschen lassen können, verbringen wir bange Tage der Ungewissheit, ob wir sterbenskrank oder pumperlgesund sind. Sollen wir uns am Wochenende aus Freude oder Trübsal betrinken?

Der Empfängerarzt liest den Code, quittiert die Botschaft mit einem knappen „Aha“, um sogleich eine weitere codierte Botschaft, diesmal in handgeschriebenen Hieroglyphen, an den Apotheker zu verfassen. Der Patient darf diese wieder persönlich überbringen.

Da das Rezept nun offen transportiert wird, steht natürlich nicht „Ein Fläschchen mit Tropfen gegen verstopfte Nase“, sondern „Rp/XXoxa??cil??in 25ml OP1 S3x1 gtttgl“. Auch der Apotheker quittiert die Botschaft mit einem knappen „Aha“, und wir wissen, dass er verstanden hat, worum es geht.

Auch Blutbefunde sind bei Ärzten sehr beliebt, um uns zu verunsichern. Aus den gefühlten vier Litern Blut, die uns abgezapft wurden, wird eine zwei Seiten lange Liste an Werten, die unseren Gesundheitszustand beurteilen, produziert. Was bedeutet HbA1c, HLDL, MCHC? Oder was ist dieses CHE? Als Patient müssen wir wohl oder übel akzeptieren, dass es einen solchen nach einem kubanischen Revolutionär klingenden Stoff gibt und dass 3500 davon in unserem Blut gefunden wurden. Sollen wir uns darüber freuen oder in Panik geraten? Bei manchen Blutinhaltsstoffen ist ein Referenzwert angegeben. Ist es gut, dass wir darüber- oder darunterliegen? Dürfen wir weiterhin Schnitzel mit Pommes essen oder könnte das schon unsere Henkersmahlzeit sein? Kann denn niemand Klartext mit uns reden?

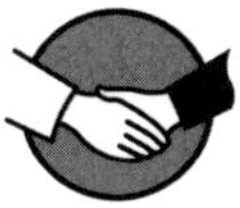

Sorge vor in der Zeit, dann hast du in der Not! Was für Pfennig, Groschen und Cent gilt, behält auch beim Wissen seine Gültigkeit.

Es ist ja immerhin nicht unrealistisch, im Laufe der Zeit zu erkranken. Es kann also nicht schaden, bereits im gesunden Zustand Wissen über ein paar Grundvokabeln zum Thema Gesundheit anzuhäufen.

Wer sich ans Steuer setzt, legt zuvor ja auch eine Fahrprüfung ab, wer Ski fahren geht, kauft sich eine Ausrüstung und bucht einen Grundkurs, und wer verantwortungsvoll zu einem Date aufbricht, steckt Kondome ein und spült seinen Mund mit Mundwasser. Also investieren Sie Zeit in die Gesundheitsvorsorge durch Wissensvorsprung.

Wer den Weg zur Uni nicht findet, aus welchen Gründen auch immer, kann sich in die Volkshochschule der Sofasurfer begeben: ins Internet. Lernen Sie die Sprache der Gesundheit – als würden Sie sich auf eine Reise vorbereiten. Schließlich wissen Sie ja auch, dass Sie bei Ihrer Fahrt in die Provence weder mit Deutsch noch mit Englisch durchkommen werden. Die Franzosen sind sozusagen die Mediziner Europas.

DU VERSICHERT KRANK?

SPRACHBARRIERE

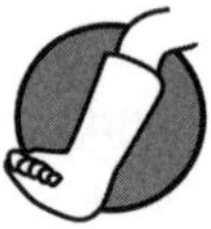

Wir wissen, wie wir Sprachbarrieren im Auslandsurlaub überwinden können. Auf dem Markt in Süditalien deuten wir mit der einen Hand auf die Pfirsiche und mit der anderen strecken wir vier Finger empor. Auch wenn wir dann mit vier Kilo Kartoffeln zurück ins Hotel gehen, der Einkauf ist auch ohne Italienischkenntnisse als einigermaßen gelungen zu betrachten. Das Beherrschen einiger Grundvokabeln einer fremden Sprache kann natürlich von hohem Nutzen sein. Nur richtig eingesetzt sollten sie werden. Wenn wir in Spanien eine Runde Golf (el golf) buchen, kann es leicht passieren, dass eine Liebesdienerin (la golfa) an unsere Zimmertür klopft. Das ist aber nicht weiter schlimm, denn draußen ist es ohnehin zu heiß fürs Golfspielen.

Heikler wird es, wenn wir im Ausland einen Arzt oder ein Spital aufsuchen müssen. Manche Beschwerden lassen sich durch bloßes Herzeigen (Seeigelstacheln im Fuß) oder in Zeichensprache (wir kotzen dem Arzt vor die Füße) erklären. Aber wenn es einer genaueren Beschreibung bedarf, kommen wir leicht in sprachlich bedingten Erklärungsnotstand. In Lloret de Mar, auf Mallorca, in Antalya oder in Lignano dürfen wir damit rechnen, vom ansässigen Arzt, Dr. Emil Meier, verstanden zu werden. In anderen Teilen der Welt ist allerdings mit Schwierigkeiten zu rechnen.

Jetzt können wir uns vorstellen, wie es unseren Mitpatienten mit Migrationshintergrund gehen muss. Zwar sind wir ja alle sehr verständnisvoll. Zumindest, solange wir genügend Zeit und Nerven haben. Doch bekanntlich werden die Nerven umso kürzer, je länger die Warteschlange ist. Steht vor uns bei der Anmeldung beim Arzt oder in der Ambulanz jemand, der der deutschen Sprache nicht mächtig ist, verspüren wir ein Kribbeln in der Magengrube und unsere Adern, die zum Kopf führen, schwellen an. Ist es denn wirklich so schwer zu verstehen, dass für eine pulmonale Exhalerationsuntersuchung zuerst die nach Paragraf X, Absatz Y erforderliche Genehmigung nach Einreichung des EU-konformen Datenblattes EU Bindestrich groß P (wie Paula) groß E (wie Emil) Schrägstrich 24 Schrägstrich klein r groß F (wie Friedrich) 345 Bindestrich groß P bei der Krankenversicherung einzuholen ist? Und zwar persönlich abzuholen Montag, Dienstag zwischen 8.15 Uhr und 11.37 Uhr, Donnerstag zwischen 8.16 Uhr und 11 Uhr. Genau um 11. „Nein, nicht 11.37 Uhr. Am Mittwoch gar nicht. Nein, auch nicht am Nachmittag. Sind Sie krankenversichert? Nein, ich weiß, dass Sie krank sind. Aber sind Sie versichert? Nein, nicht Ihr Auto. Sie! Nicht sie. Sie! Du versichert krank? Du müssen gehen. Krankenversicherung. Holen Papier. Kommen wieder. Mit Papier. Nein, nicht Klopapier." Wir wünschen uns, dem Amok nahe, dass die Person vor uns endlich Deutsch lernt oder die vier Kilo Kartoffeln nimmt und verschwindet. Schließlich sind wir an der Reihe und werden gefragt: „Du versichert krank?"

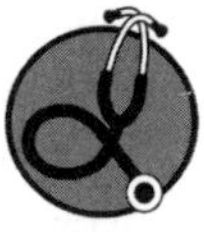

Im Prinzip eint Ärzte und Patienten ein und dieselbe Sprache: Ärzte sprechen Latein; Patienten verstehen nur Latein! Dass wir uns für den Normalbürger umständlich ausdrücken, liegt daran, dass wir einheitliche Begriffe verwenden müssen: So bezeichnen wir die Leber etwa mit dem lateinischen Ausdruck „Hepar" und nicht umgangssprachlich als „Branntweinstube". Und die Fachsprache ist eben nicht die des Volkes. Wir sagen nun mal „Schädel" statt „Birne", „Abdomen" statt „Wampe" und „Flatus incarceratus" statt „eingezwickter Furz".

Umgekehrt ist es aber nicht anders: Wenn ein Patient sagt: „Mein Fuß tut weh!" und gleichzeitig auf seinen Oberschenkel deutet, dann können wir nur vermuten, was er meint. Hier sollten wir der Körpersprache vertrauen. Sie ist dem gesprochenen Wort bezüglich des Wahrheitsgehaltes überlegen. Dies wird deutlich an der Wortmeldung des Beifahrers: „Wir müssen hier links abbiegen", die mit einer nach rechts weisenden Geste untermalt wird. Er meint, was er zeigt. Die Sprache und die Freude an der Legasthenie führen oft in die Irre. Insofern ist es wichtig, nicht nur bei unseren nicht deutschsprachigen Patienten, sondern auch bei orts- und sprachkundigen Eingeborenen die Informationen sowohl in Wort (Latein), Bild (Röntgen) als auch Mimik (wildes Gestikulieren) zu verpacken. Und dies kann auch beim Gespräch mit einem gestandenen Urpreußen in ein von uns langsam artikuliertes „Du versichert krank?" führen.

Der Arzt in der multikulturellen Gesellschaft lässt sich kein Geschäft entgehen. Schließlich kennen Viren keine Sprachbarrieren. Er stellt Personal mit Migrationshintergrund an, womit meist die häufigsten Sprachen abgedeckt werden: neben Türkisch, Serbisch und Kroatisch auch Tirolerisch, Schwäbisch oder Ruhrpott. Denn prinzipiell gilt: Der Patient hat das Recht auf eine Behandlung. Und nicht: Der Patient muss die Sprache des Arztes sprechen. Andererseits könnten Sie ihn damit verblüffen, dass Sie ihm beim zu schnellen Verlassen des Patientenzimmers ein „Quo vadis?" nachschmettern.

Wer seine Kinder als Übersetzungshilfe mitnimmt (weil sie besser Deutsch sprechen oder Medizin studieren), sollte bedenken, dass diese keine Profis sind und mitunter andere Interessen verfolgen. So manche Zehnjährige wird der Mutter nur ungern übersetzen, dass Schokolade, Cola und Ketchup bei der Ernährungsumstellung auf der Strecke bleiben sollten.

PLACEBO MIT NEBENWIRKUNGEN?

IST TIC TAC DIE NEUE TAKTIK?

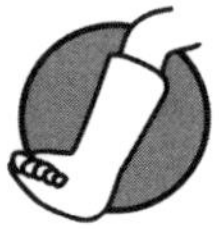

Die Medien berichten in schöner Regelmäßigkeit über den Placeboeffekt. Als halbwegs gebildete Menschen wissen wir, was Placebo bedeutet: Man nimmt ein Medikament, das gar kein Medikament ist, und trotzdem wird man gesund. Oder so ähnlich. Wir wollen es genauer wissen und lesen bei Wikipedia nach:

> **Placebo Effect** war eine deutsche Band, die 1989 in Duderstadt gegründet wurde. Ihr kommt, neben Bands wie yelworC und Trial, eine Vorreiterrolle bei der Entwicklung des Dark Electro in Deutschland zu. Bekannt wurde die Gruppe insbesondere durch die Hits *Move* und *Slashed Open* sowie das Stück *Galleries of Pain,* das mit einem Sample aus Bernard Herrmanns Psycho-Soundtrack eingeleitet wird.

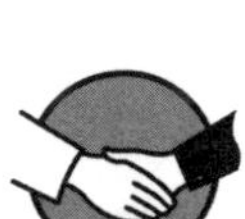

So, wie Sie auch bei Ihrem Arzt nicht alles unkommentiert schlucken müssen, was er Ihnen vorsetzt, wollen wir es auch bei Informationen aus dem Internet halten. Wir schalten das Hirn ein und achten auf inhaltliche Parallelen zwischen dem, was wir gesucht haben, und dem, was uns serviert wird. Nur bei einer Überschneidung sind wir tatsächlich fündig geworden. (Beachten Sie dabei folgenden mathematisch-intellektuellen Spagat: Kommt es bei den inhaltlichen Parallelen zu einer Schnittfläche, kann es sich nicht um Parallelen handeln …)

Wir halten Ausschau nach weiteren Lösungen.

ZWEITER VERSUCH:

Ein **Placebo** (lat. „ich werde gefallen“) ist im engeren Sinn ein Scheinarzneimittel, welches keinen Arzneistoff enthält und somit auch keine durch einen solchen Stoff verursachte pharmakologische Wirkung haben kann …
Placeboeffekte sind positive Veränderungen des subjektiven Befindens und von objektiv messbaren körperlichen Funktionen, die der symbolischen Bedeutung einer Behandlung zugeschrieben werden. Sie können bei jeder Art von Behandlung auftreten, also nicht nur bei Scheinbehandlungen.

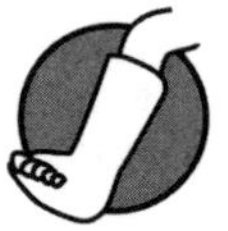

Wir fragen uns jetzt: Wenn wir uns bei unserem Arzt beschweren, dass wir die von ihm verschriebenen Präparate absolut nicht vertragen, weil die Nebenwirkungen weit über die im Beipacktext beschriebenen hinausgehen, was gibt er uns dann? Andere Medikamente mit denselben Wirkstoffen, aber OHNE Nebenwirkungen? Gibt’s denn die? Oder holt er nur ein paar tic tac aus seiner Schreibtischschublade?

Nehmen wir an, uns würde der Pfefferminzgeschmack der weißen Pillen nicht verdächtig vorkommen. Würden wir dann aus reiner Einbildung gesunden? Wenn ja, wozu dann chemische Keulen schlucken? Wir sind verunsichert. Oder etwa nicht?

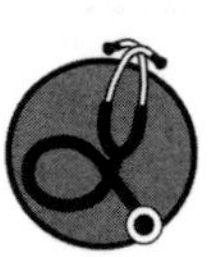

Der Placeboeffekt gehört zu den wirksamsten Dingen, mit denen wir medizinisch aufwarten können. Es macht einen Riesenunterschied, ob ich ein Medikament mit den Worten „Die haben noch nie gewirkt, aber schaden werden sie nicht …“ überreiche oder ob ich in einer quasi heiligen Zeremonie ein Mittel, vielleicht sogar in Form einer gefährlich aussehenden Spritze, verabreiche, während ich die beschwörenden Sätze spreche: „Das ist jetzt ein ziemlicher

Bomber, aber bei den massiven Beschwerden, die Sie haben, müssen wir mit dem Stärksten auffahren, das die pharmazeutische Industrie heute zu bieten hat." Der Nachteil: Es gibt auch den gegenteiligen Noceboeffekt. Es hat also etwas, das offenkundig gar keine Wirkung haben kann, eine negative Wirkung. Freunde des Exotischen kennen den Voodooeffekt. Und eine Puppe, die von Nadeln durchbohrt ist, ist keine gut gemeinte Akupunktur für ein Spielzeug, sondern soll einer realen Person Schaden zufügen. In unserem Fall kann ein ungeschickt formulierter Beipacktext oder eine unbedachte Bemerkung eines Arztes dazu führen, dass der verängstigte Patient beim nächsten Besuch über eine Vielzahl von Nebenwirkungen berichtet!

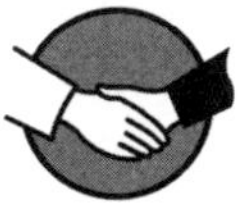

Einbildung ist auch eine Bildung und wir haben es schon in der Hand, oder besser im Kopf, die Wirkung von Wirkungen mitzusteuern. Zahlreiche Ängste und Phobien zeugen von der massiven Kraft der Gedanken oder Gefühle auf unser körperliches Befinden. Kopfschmerzen, Hautausschläge, Übelkeit bis hin zum Erbrechen und mehr können einsetzen, wenn wir nur an den nächsten Urlaub im All-Inclusive-Resort auf Ibiza denken. Positive Einstellungen wiederum führen zu stärkenden Effekten. Nicht umsonst schwören manche Spitzensportler nicht nur auf Blutdoping, chemische Substanzen und Bestechung, sondern auch auf Mentaltrainer.

Wobei auch hier Grenzen zu ziehen sind. Denn spätestens nach der dritten Flasche Muskateller wird Ihnen der nächste Alkotest, falls Sie es mit dem Auto überhaupt so weit schaffen, zum Verhängnis werden. Selbst wenn Sie beharrlich lallen: „Ich schwöre, ich habe nichts getrunken!", wird das Ergebnis positiv ausfallen – allerdings nicht für Sie.

DANN BOHR ICH MIR EIN LOCH INS KNIE UND SCHÜTTE MILCH HINEIN.

(*Müllers Büro,* Filmkomödie 1986)

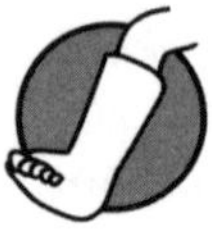

Wenn wir den zweiten Satz der Eintragung auf Wikipedia gelesen haben, dann schrillen noch einmal die Alarmglocken.

> Im erweiterten Sinn werden auch andere Scheininterventionen als Placebo bezeichnet, beispielsweise ***Scheinoperationen.***

Scheinoperationen? Wir waren doch erst vor ein paar Monaten zur Arthroskopie unseres Meniskus. Die kleine Narbe ist deutlich zu sehen. Was, bitte, haben die mit uns gemacht?

Sollen wir nun zum Arzt gehen und nachfragen? Wo wir doch wissen, wie allergisch Mediziner aus Fleisch und Blut auf ihren virtuellen Kollegen Dr. Google reagieren!

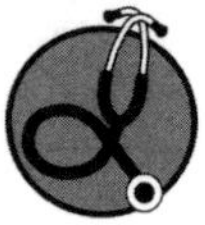

So abgebrüht sind wir dann doch nicht, dass wir einen Patienten narkotisieren, einen kleinen Hautschnitt setzen und den Rest der Zeit den Vormittagsfilm ansehen. Dürfen wir auch gar nicht. Was aber nicht heißt, dass es nicht funktionieren würde. Vielleicht nicht bei einer akuten Blinddarmentzündung, aber bei Gelenksoperationen kann das durchaus eine Wirkung haben. Placebo wirkt! Vor allem, wenn der Eingriff nicht vom Doktorlehrling gemacht wird, sondern vom extra aus den USA eingeflogenen „Professor for the really very difficult cases“ *der University of Oxbridge oder Camford.*

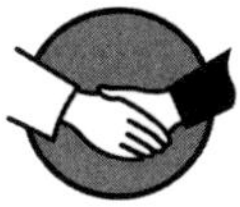

Ja, von der University of Oxbridge sind schon zahlreiche medizinische Koniferen abgegangen. Bildung ist für die Qualität eines Mediziners nicht immer ein Nachteil. Sie ist aber für uns Laien schwer zu überprüfen. Selbst der Abschluss an namhaften Universitäten verrät eventuell mehr über die finanzielle Situation seiner Familie oder über das Standesbewusstsein des Akademikers als über sein tatsächliches Wissen. Kennt er wirklich den Unterschied zwischen Leber-Krebs und Leber-Crêpes?

Und ein Professorentitel weist den Doktor vielleicht als glänzenden Netzwerker in eigener Sache aus, im Idealfall sogar als tüchtigen Forscher, muss aber nichts über seinen Umgang mit realen Patienten aussagen. Zehn Jahre Forschung an Labormäusen bringt nicht zwingend Empathie und Neugier für Menschen mit großen Ohren mit sich. Auch Ärzte, die sehr oft medial vertreten sind und kein Interview auslassen, um sich im Hochglanz zu suhlen, verwenden mitunter ihre Energie eher für schillernde Öffentlichkeitsarbeit als für blasse Patienten. Führen Sie also zahlreiche Gespräche und stecken Sie besser Ihre Zeit in die Suche nach dem richtigen Arzt als Ihr Geld in ein Kuvert, das Sie der Kapazität aus Camford zukommen lassen wollen.

4 DIAGNOSE UND ANDERE IRRTÜMER

EIN LEIDEN – TAUSEND THERAPIEN?

DIE DIAGNOSE

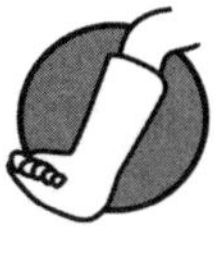

Wir haben Symptome und gehen zum Arzt. Im Idealfall diagnostiziert dieser eine Krankheit und verschreibt uns eine Therapie. Nach kürzester Zeit sind wir unsere Symptome los und damit wieder gesund.

Nur ist nicht jeder Fall ein Idealfall. Nehmen wir als Beispiel eine immer häufiger auftretende Zivilisationskrankheit: den Bandscheibenvorfall – besonders oft im Lendenwirbelbereich oder in der Halswirbelsäule. Wenn wir nicht selbst das zweifelhafte Vergnügen haben, uns nicht schmerzfrei bewegen zu können, so kennt jeder von uns sicher jemanden oder mehrere, die sich mit schmerzverzerrtem Gesicht zu uns an den Tisch setzen und endlose Horrorgeschichten ihres Therapieverlaufes erzählen.

Allen diesen Geschichten ist gemein, dass es den Idealfall von Symptome erkennen, Diagnose erstellen, Therapie verschreiben und Heilung erzielen nicht gibt.

Das mit den Symptomen ist ja noch recht einfach. Die haben WIR und WIR können sie deutlich spüren: Schmerzen. Schmerzen beim Stehen, beim Sitzen, Liegen, Gehen, Bücken – immer. Vielleicht auch ein bisschen Taubheitsgefühl oder Lähmungserscheinungen in den Extremitäten. Das sollte doch für eine Diagnose reichen.

Das tut es üblicherweise auch. Doch muss der Arzt die Stelle finden, an der der Hund begraben liegt. Eine CT zeigt klar, welche Bandscheibe ihre angestammte Position verlassen hat und den Nerv beleidigt.

Wir sind auf einem guten Weg, denn ist das Problem erst mal erkannt, ist es auch als bald gebannt. Denkste!

DIE BEHANDLUNGSSTRATEGIE

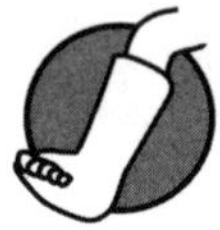

Spätestens jetzt wird es spannend. Welche Therapie schlägt der Arzt vor? Wir sind ja vorgewarnt:

„Um Gottes willen, ja nicht operieren lassen!"

„Physiotherapie hat bei mir üüüberhaupt nichts gebracht!"

„Vergiss Spritzen! Absolut sinnlos!"

„Versuch es mit Akupunktur!"

„Nur Wickel mit heißem Schafkot helfen!"

„Du musst diesen Schamanen in Tibet besuchen …"

Danke, wir sind schon verunsichert. Also, lassen Sie uns davon ausgehen, dass der Arzt aufgrund unserer Symptome tatsächlich einen Bandscheibenvorfall diagnostiziert hat und diese Diagnose durch eine radiologische Untersuchung bestätigt wurde.

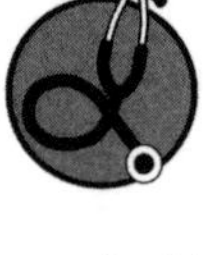

Einer der Urväter der Medizin, ein gewisser Herr Galen, hat als Leibarzt von Marc Aurel bereits vor über 2000 Jahren den Wert von Therapien beschrieben: „Die Natur heilt drei Viertel aller Krankheiten und schimpft nicht über den Kollegen." Dieses Verhältnis dürfte auch zu Beginn des 21. Jahrhunderts noch zutreffen, und auch die Begeisterung, die Unfähigkeit anderer hervorzuheben, ist

nicht verflogen. Daher kommt es immer wieder zu kleinen Sticheleien, die die Unfähigkeit der Kollegen betonen. Das ist zwar nicht sonderlich konstruktiv, hilft aber dem Arzt, sich ein wenig Luft zu machen. Und ein zufriedener Arzt macht in der Regel zufriedene Patienten.

Aber die Natur braucht Zeit zum Heilen und der Mensch ist ungeduldig. So müssen wir eben dafür sorgen, dass wir unsere Patienten in der Zwischenzeit etwas ablenken und beschäftigen. Mit einer Unzahl an Untersuchungen und mit Behandlungen, die zumindest teuer aussehen.

Die Frage, welche Therapie nun für ein bestimmtes Krankheitsbild am geeignetsten ist, kann also nicht so einfach beantwortet werden. Tatsächlich führen viele Wege nach Rom. Auf den meisten davon steht man im Stau. Die Kunst des Arztes ist es nun, seine Patienten, in Kenntnis der Schleichwege, um diese Blockaden herum zur Genesung zu führen. Der Arzt als Beifahrer auf dem Weg zur Gesundheit. Dazu ist ein gehöriges Maß an Vertrauen nötig. Schließlich stehen unter den „berühmten letzten Worten“ unter „Beifahrer“: „Von rechts kommt nichts!“

Nachher ist man schlauer und die besten Karten hat hier wohl der Pathologe in der Hand. Aber so viel Zeit wollen wir der Krankheit auch nicht überlassen, geben wir den ärztlichen Kollegen des Pathologen eine Chance und damit auch uns.

Nachdem jeder Arzt sein Bestes gibt, liegt es an uns, einen Zugang zur Gesundheit zu wählen, der uns liegt. Wir kennen uns ganz gut, meistens schon ein Leben lang, plus/minus drei Jahre, die wir entweder nach der Geburt oder in einschlägigen Lokalen liegen gelassen haben. Aber auch so mancher unserer Wegbegleiter kann uns Informationen über uns geben, über Methoden, die in der Vergangenheit geholfen haben, eventuell nahe Verwandte, die ein ähnliches Leiden hatten. „Das liegt in der Familie!“ oder „In der Familie liegen alle!“ sagt ja auch schon etwas über Krankheitswege, Genesungsprozesse und über die Stellung der Bandscheibe in der Familienchronik aus.

ALLHEILMITTEL SPRITZE

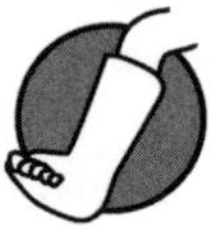

Der gute Arzt hat natürlich sofort die richtige Therapie parat. Voller Überzeugung erklärt er uns, wie er mit einer Reihe punktgenau gesetzter Spritzen dem Übel Herr werden wird. Wir vertrauen ihm.

Die ersten Spritzen helfen nicht. Noch nicht. Keine Sorge, nach ein paar weiteren Injektionen wird sich bald eine deutliche Besserung einstellen.

Passiert aber nicht. Wir beginnen zu zweifeln, ob wir richtig behandelt werden. „Vergiss Spritzen. Absolut sinnlos!“, erinnern wir uns an die Geschichte eines Bekannten. Trauen uns aber nicht nachzufragen, ob diese Therapie wirklich sinnvoll ist. Wir wollen unseren Arzt ja nicht vor den Kopf stoßen.

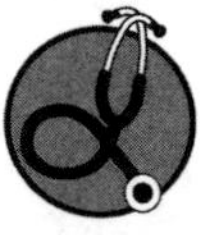

Wer heilt, hat recht. Sagt man. Das würde unsere Wichtigkeit ein wenig relativieren. Denn dann hätten unsere Patienten stets zu 75 Prozent recht. Wenn man dem alten Galen Glauben schenken darf. Und wir nur zu 25 Prozent. Obwohl wir Medizin studiert haben.

Wenn also unsere Spritzen anfangs noch nicht helfen, so liegt das nur in einem Viertel aller Fälle an uns. Kann man sagen. Zumindest fällt es uns schwer, selbst mit den wirksamsten Medikamenten aus unserem Arsenal gegen 75 Prozent geballten Patientenwiderstand anzukämpfen. Wenn wir die Injektion gegen

Schmerzen hinten in den Gesäßmuskel hineinrammen, der Gerammte jedoch gleichzeitig mit gebeugtem Rücken eine Kiste Bier ins Auto stemmt, so wird das Ergebnis enttäuschend ausfallen.

Also, zurücklehnen und die Behandlung des widerspenstigen Körpers alleine den Medizinern überlassen wie die widerspenstige Haarpracht dem Friseur, ist nicht drin! Wir ziehen gemeinsam an einem Strang. Zumindest bis wir Feierabend haben.

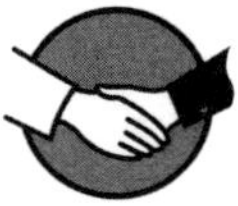

Auch in der Entscheidungsfindung kann man sich beim Profi Hilfe holen. Präsentieren Sie dem Arzt Ihres Vertrauens Ihre Zweifel. Denn Sie sind der Anwalt Ihrer Gesundheit, die Bandscheibe ist Ihr Mandant, Sie sind zuständig! Erzählen Sie ihm von den anderen Methoden, die Ihnen ebenfalls interessant erscheinen. Ob Homöopathie, Klangschalen oder Exorzismus: Der gute Arzt wird Sie ernst nehmen und das Für und Wider der verschiedenen Ansätze erläutern. Tut er das nicht, ist das ein guter Grund, den Arzt zu wechseln. Auch andere Mütter haben schöne Töchter und Söhne, die weiße Kittel tragen.

DIE ZWEITE MEINUNG

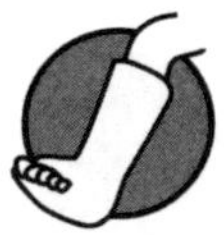

Heimlich suchen wir bei einem anderen Arzt nach einer zweiten Meinung. Der will die Kompetenz seines Kollegen zwar nicht infrage stellen, ist aber überzeugt, dass nur eine Operation ein Ende des Leidens bedeuten kann. „Um Gottes willen, ja nicht operieren lassen!", fallen uns die Worte einer Freundin ein.

Wir wollen uns das lieber noch überlegen und suchen einen weiteren Arzt auf. Auch er lässt keinen Zweifel darüber aufkommen, dass sein verehrter Kollege ein Fachmann auf seinem Gebiet sei. Allerdings gebe es neue Erkenntnisse und zielführendere Methoden. Mit derselben Überzeugungskraft wie zuvor der Kollege den chirurgischen Eingriff als einzig wahre Lösung erklärte, argumentiert dieser Arzt nun für eine Physiotherapie.

Wir sind erleichtert. Endlich wird alles gut – möchte man glauben!

Nach der zehnten Sitzung können wir nicht einmal mehr ohne Hilfe vom Behandlungstisch steigen. Unser Vertrauen in den Erfolg dieser Therapie ist leicht erschüttert.

„Versuch es mit Akupunktur!“, war auch einer der guten Ratschläge.

Der nächste Arzt erklärt uns ganz genau, warum all die anderen Therapien nicht gefruchtet hätten und dass wir endlich in den richtigen Händen seien. Er lächelt vertrauenerweckend und wir lächeln vertrauensvoll zurück.

Nach einigen Wochen, die wir einem Igel ähnelnd auf dem Behandlungstisch verbracht hatten, schmerzt noch immer jede Bewegung, und die Finger oder Zehen sind noch immer taub.

Wir erwägen ernsthaft, uns heißen Schafkot aufzulegen, oder zu dem Schamanen nach Tibet zu fahren.

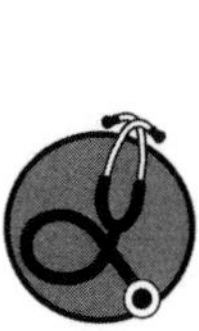

Man muss sich bewusst sein, dass es viele Wege zur Heilung gibt, mit vielen Kreuzungen, an denen viele Personen stehen, die Ihnen viele gute Ratschläge erteilen. Und wer schon einmal nach dem Weg gefragt hat, weiß aus Erfahrung: Mit jeder befragten Person kommt eine weitere Antwort hinzu.

Klar, es gibt Leitlinien, an die wir Ärzte uns halten sollten, um einheitliche Antworten geben zu können. Diese sind jedoch im Prinzip auch nicht mehr als Stadtpläne, die uns nur selten

Auskünfte über Umleitungen, Baustellen, Staus oder aktuell geänderte Einbahnen geben.

Insofern müssen wir Ärzte in jeder Situation neu entscheiden. Und diese Entscheidungen können wir nur auf Basis dessen treffen, was wir gelernt haben.

Man tut also, was man kann: Sind wir etwa handwerklich begabt, flink mit dem Skalpell und beim Mikado nicht zu schlagen, so werden wir uns als Chirurgen bei einem Vorfall der Bandscheibe überlegen, wo man hier am besten reinschneidet. Kommen wir eher aus einem konservativen Fach wie der Inneren Medizin, sind wir stets die Besten in Trivial Pursuit, und können wir die ersten hundert Stellen der Zahl Pi rückwärts aufsagen, so werden wir unser umfassendes Wissen über Medikamente hier anwenden und die Patienten auf eine der vielen Drogen setzen, mit denen uns Mutter Pharmazie in den letzten Jahrzehnten so reich beschenkt hat.

Ein Therapeut, der auf seinem Unterarm die Konterfeis von Turnvater Jahn und Sebastian Kneipp tätowiert hat, sieht vielleicht den einzigen Ausweg in ewigem Turnen unter der kalten Dusche.

Und ein der Traditionellen Chinesischen Medizin zugewandter Arzt mit der nach Feng-Shui-Prinzipien eingerichteten Praxis und der kleinen Buddhastatue auf seinem Schreibtisch bohrt eine kleine Nadel in den Fuß und erklärt den Energiestau in der Wirbelsäule für beendet.

Sucht man einen Nierenspezialisten auf, so wird er das Problem in einer chronischen Blasenentzündung sehen, ein Psychiater in der Unfähigkeit, Rückgrat zu zeigen und ein Frauenarzt im Hormonmangel. Jeder Arzt behandelt also das, was er sieht. Und das Blickfeld ist durch die Grenzen seiner eigenen Fachdisziplin recht eingeschränkt. Im Prinzip können ja alle ein bisschen recht haben. Und auch ein bisschen unrecht.

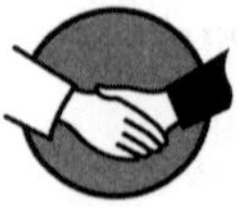

Wählen Sie die Methode und den Arzt Ihres Vertrauens und gehen Sie den Weg mit ihm. Hier greift das Bild einer Ehe: Miteinander kann man etwas aufbauen, Vertrauen ist unersetzlich. Im speziellen Fall sollten Sie Ihrem Arzt allerdings gestatten, dass er neben Ihnen noch andere Patienten hat. Auch wenn er Sie nicht zum Essen ausführt und Ihnen keine Blumen schenkt, ist das tolerabel. Spricht er Sie allerdings öfter als einmal mit falschem Namen an, vielleicht sogar in verfänglichen Situationen (mit einem Befund in der linken Hand und einem Skalpell in der rechten), ist Zeit für ein ernstes Gespräch.

Also, bleiben Sie bei Ihrer Entscheidung, glauben Sie an sie!

Außer es tauchen echte Scheidungsgründe auf. Dann ab zum nächsten Herrn Doktor.

DER WIEVIELTE VON HUNDERT BIN ICH IN DER STATISTIK? TEIL 1

„PATIENTEN DAS FALSCHE BEIN AMPUTIERT!“

„Nach Routineeingriff: Patient im Koma!“
„Tod eines Popstars durch Narkosemittel!“

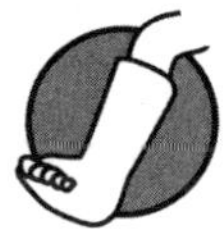

Beinahe wöchentlich schocken uns die Tageszeitungen mit solchen Headlines. Doch schon tags darauf haben wir das schreckliche Schicksal eines Wildfremden verdrängt und wir freuen uns über die Nachricht, dass ein an der Autobahn ausgesetztes Herrchen ein neues Hündchen gefunden hat.

Außer, wir haben am nächsten Tag selbst einen OP-Termin. Als Patient, versteht sich. Dann kommt dasselbe Gefühl auf wie bei Bildern von einem brennenden Flugzeug nach einem Absturz in den Nachrichten am Abend vor unserem Abflug in den Urlaub. Es ist ein ziemlich unangenehmes Gefühl. Umgangssprachlich auch „Angst“ genannt. Aber was soll's. Der Urlaub ist gebucht, die Sonne wartet und die Reisestornoversicherung haben wir uns gespart, weil sich um das Geld ein paar bunte Cocktails mehr an der Strandbar ausgehen. Wir setzen uns in den Flieger, und mit einer ordentlichen Portion Gottvertrauen geht es ab in den Süden – oder eben in den OP-Saal!

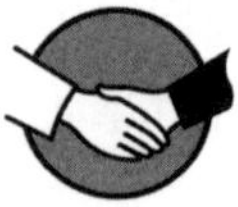

Ja, ganz richtig gemacht! Mit der Aussicht auf Belohnungen wird die Angst überwunden. Sie ist ein Schutzmechanismus, der schon viele Generationen vor uns vorsichtig (und alt) hat werden lassen. Unsere Vorfahren haben mittels Angst unglaubliche Gefahren durch Flucht gemieden: den Säbelzahntiger, die tiefe Schlucht oder die Aufnahmerituale bei Studentenverbindungen. Mangels solch primärer Gefahrenmomente ist die Angst in unserer Zeit ins Abstrakte ausgewichen. Mit Ausnahme jener, die mit ihren Kommilitonen auf dem Mount Everest den Yeti suchen. Alle anderen müssen sich auf solch diffuse Gefahren einlassen wie mögliche Flugzeugabstürze oder das Verpassen des Sommerschlussverkaufs.

Überlisten Sie sich und Ihre Angst. Machen Sie Termine für die Tage danach aus, spielen Sie sich Normalität vor. Es führt mitunter schon ein Termin mit dem eigenen Fernsehgerät zum „Tatort" am Sonntag ans Ziel. Und wenn das nicht reicht, vereinbaren Sie noch schnell einen Termin vor dem Eingriff. Mit dem Psychologen Ihrer Wahl. Sollten Sie auch schon vor dem Psychologen Angst haben, haben Sie aber echt ein Problem!

JE ÄLTER DIE STATISTIK, UMSO HÖHER DAS RISIKO

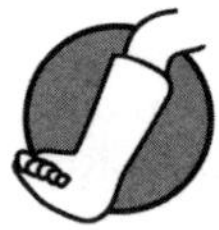

Wenn einen etwas belastet, dann soll man darüber reden. Zuerst einmal mit Freunden. Der Stammtisch oder die Pilates-Runde sind da besonders gut geeignet. Zwischen zwei Bier respektive beim erfrischenden Prosecco danach legen wir unser Problem auf den Tisch. Ganz großer Fehler! Jede Wette, dass jeder unserer Freunde mindestens einen Bekannten hat, der jemanden kennt, bei dem haargenau die gleiche

Operation ganz, ganz schlecht ausgegangen ist und der noch heute an den qualvollen Folgen leidet. Weil der Arzt ein Pfuscher war, weil – sind wir doch mal ehrlich – ALLE Ärzte unfähig sind!

Jawoll, das wollten wir hören. Wir werden die OP absagen und hoffen, dass der Gallenstein trotz der Größe einer Christbaumkugel ganz allein seinen Weg nach draußen findet.

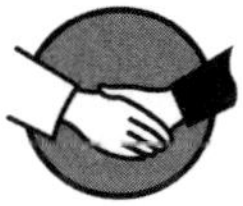

Sie haben die Wahl! Erlauben Sie sich, das zu hören und zu lesen, was SIE wollen. Dazu muss man wissen, dass es eine selektive Wahrnehmung gibt. Also primär wird das verstärkt wahrgenommen, was Sie ohnehin schon beschäftigt: So macht der Dow-Jones-Index, seit Sie Aktien besitzen, täglich negative Schlagzeilen, dabei gibt es ihn schon seit dem 19. Jahrhundert; und plötzlich stehen alle Symptome Ihrer tödlichen Vogel-Schweine-Hunde-Grippenpest auf den Titelseiten, obwohl der Schnupfen bereits seit vielen Jahrtausenden die Nasen unserer Vorfahren rinnen lässt.

Also nein, es geschehen vor Ihrem persönlichen Eingriff nicht mehr Kunstfehler als sonst, Sie sind nur empfänglicher für Nachrichten darüber. Mit diesem Wissen dürfen Sie also alle negativen Berichte zur Seite legen und sich Lektüre zuführen, die Sie stärkt. Dasselbe gilt auch für Stammtischrunden. Suchen Sie nur jene auf, wo Sie Stärkung erhalten, und meiden Sie jene, die Ihren News-Kick durch Ihre Story befriedigen wollen.

NULL PROZENT RISIKO

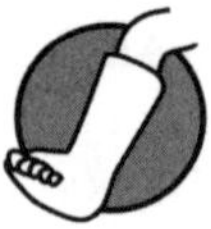

Zeit für Plan B. Wir sprechen mit unserem Arzt und stellen ihm eine simple Frage: Wie hoch ist das Risiko, dass bei der OP etwas schiefgeht? Die Antwort, die wir hören wollen: null Prozent.

Diese Antwort werden wir aber nie zu hören bekommen. Die Ärzte berufen sich auf irgendwelche Statistiken, die Kunstfehler im völlig vernachlässigbaren Promille- (beim Chirurgen?) oder maximal im Prozent-Bereich dokumentieren. Wir tun so, als wären wir jetzt von der Gefahrlosigkeit des Eingriffs überzeugt, und fragen, nur so halb im Spaß, der wievielte Patient wir seit dem letzten missglückten Eingriff seien. Mehr als ein nicht näher zu interpretierendes Lächeln werden wir als Antwort nicht bekommen. Plus das Formular, auf dem wir mit unserer Unterschrift bestätigen, dass wir über alle Risiken aufgeklärt wurden.

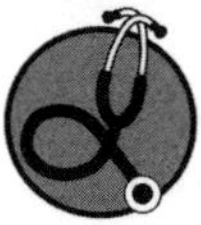

Obwohl wir gerne über unsere medizinischen Heldentaten berichten, sprechen wir nicht ganz so gerne über die Fehler, die passieren können. Natürlich nicht weil es uns peinlich wäre, sondern weil wir – rein aus therapeutischen Gründen – unsere Patienten nicht verunsichern möchten.

Würden Sie gerne im Flugzeug Durchsagen zur Absturzwahrscheinlichkeit hören? Oder beim Einschalten des Navigationsgerätes im Auto den Hinweis: „Diese Fahrt könnte Ihre letzte sein?“

Die gute Nachricht: Obwohl Operationen immer noch mit einem gewissen Restrisiko verbunden sind, darf man sie getrost als weitaus sicherer erachten als früher. „Früher“ bedeutet nicht nur zu Zeiten, als man mit einem rostigen Bohrer den Schädel aufgebohrt oder der Chirurg zwischen Totenbeschau, Mittagessen und Stallarbeit mal rasch mit ungewaschenen Händen den Blinddarm rausgeschnippelt hat. „Früher" bedeutet auch zu Zeiten, aus denen die Prozentangaben zu den Risiken auf den Einverständniserklärungen stammen.

Die Lebenserfahrenen unter uns wissen, dass eine 99-prozentige Zusage genauso viel wert ist wie eine einprozentige und dass es dem einen unter 1.000.000, der nach der Operation mit einer unabsichtlich entfernten Gliedmaße erwacht, vollkommen egal ist, dass er eine statistische Randerscheinung ist.

Wenn man die Unterschrift unter den aufgelisteten Risiken als Teil des heiligen Rituals erachtet, das nun mal zur Operation dazugehört, fährt man besser, als die Patienten, die vor einem warten, abzuzählen, um zu verhindern, dass man der gefährdete tausendste Operierte ist.

Fokussieren Sie nicht Ihre gesamte Lebensenergie auf das eine Prozent, sondern aalen Sie sich in den 99 Prozent der Sicherheit! Mit diesem Gefühl der Stärke im Rücken können Sie sich ja noch Vorkehrungen überlegen. Bestehen Sie zum Beispiel darauf, dass der Arzt die zu operierende Stelle gemeinsam mit Ihnen mit einem wasserfesten Stift markiert. Sollte Ihnen das noch zu unsicher sein, lassen Sie sich einen hübschen Pfeil mit dem Vermerk „Da reinschneiden!" tätowieren.

DER WIEVIELTE VON HUNDERT BIN ICH IN DER STATISTIK? TEIL 2

DIE WAHL DER NARKOSE

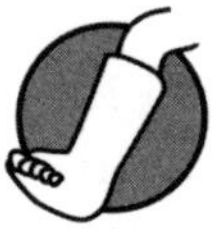

Wir nehmen jetzt einmal an, dass wir uns trotz aller in Teil 1 beschriebenen Risiken FÜR die Operation entschieden haben. Nun gilt es noch, eine nicht ganz unbedeutende Nebensächlichkeit zu klären, bevor der Chirurg den ersten Schnitt setzt: die Art der Narkose. Wir reden hier nicht über eine lokale Betäubung, wie sie beim Zahnarzt oder bei der Entfernung eines Muttermals oder beim Nähen einer Schnittwunde zur Anwendung kommt, sondern von einem totalen Blackout unseres Schmerzempfindens. Da gibt es langläufig zwei Methoden: die Vollnarkose und die Stilllegung bestimmter Nervenbahnen.

Die Methode der Vollnarkose wurde in den letzten gut hundert Jahren deutlich verfeinert. Aus Wildwestfilmen wissen wir, dass dem angeschossenen Cowboy so viel Whiskey eingeflößt wurde, bis er sogar die eigene Schwiegermutter geheiratet hätte. Dann trat der Äther seinen betäubenden Siegeszug in den OP-Sälen an. Am Tag nach der Operation waren die Kopfschmerzen, verursacht durch das Einatmen der Ätherdämpfe, vergleichbar mit dem Kater des Cowboys, dem man die feindliche Kugel mit einem rostigen Messer herausgeschnitten hatte.

Die Spritze, die wir heute in die Vene der rechten Armbeuge verabreicht bekommen, wirkt in der Sekunde und wir haben keinen blassen Dunst, was das Operationsteam während unseres Tiefschlafes mit uns anstellt.

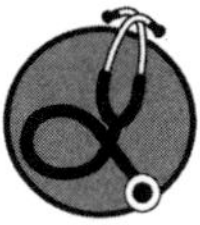

Die Wahl der Narkose hängt nicht nur von der Art der Operation und den medizinischen Notwendigkeiten ab. Es geht auch darum, ob man als Patient während des Eingriffes nett mit den Ärzten plaudern möchte oder ob die Ärzte während der Operation lieber unter sich bleiben möchten. Und glauben Sie mir: Manchmal ist es besser, Sie verschlafen die Diskussionen, zotigen Witze und wilden Schreiduelle am Operationstisch. Damit Sie Ihren Arzt auch nachher noch in guter Erinnerung haben.

Manche Patienten fürchten sich auch davor, während der Operation wach zu werden. Dies tritt im Normalfall nur selten ein, da der Narkosearzt über Ihren Schlaf wacht, so er nicht gerade auf Pinkelpause ist oder einen besonders interessanten Artikel im Hustler durchblättert. Den Anästhesisten können Sie ruhig vertrauen, obwohl sie mitunter etwas schrullig wirken können, wenn sie Sie ohne Vorwarnung bereits während der Begrüßung in die Bewusstlosigkeit schicken.

In einigen Fällen berichten Patienten (neben Nahtoderfahrungen und LSD-Trip-ähnlichen Zuständen) über unerklärliche Schmerzen im Ohrläppchen nach der Operation. Dies ist ein kleines Andenken an die Anästhesisten, die gerne auch mal etwas fester zwicken, um Sie wiederzuerwecken. Aber wie gesagt: Wen wundert die Schrulligkeit?

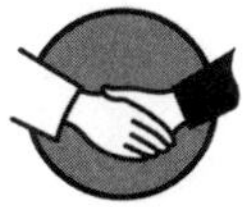

Na, wenn das kein Angebot ist: Eure Ärztlichkeit bieten Ihnen die Abschaltung an, damit Sie deren Witze nicht mitbekommen müssen. Danke, greifen Sie zu! Und als Back-up hätten Sie gerne eine Aufzeichnung von der Operation – auf CD oder USB-Stick. Bei technischen Problemen bieten sich auch humane Lösungen an. Eine Person Ihres Vertrauens wohnt dem Eingriff bei, macht Aufzeichnungen und berichtet Ihnen, gegebenenfalls auch Ihren Anwälten, anschließend von den Highlights des anästhetisch-chirurgischen Schaffens. Nicht dass das im Regelfall leicht umzusetzen ist. Aber bereits Vorbereitungen in diese Richtung könnten das Ärzteteam zu verschärfter Ernsthaftigkeit anregen. Wobei ein kleiner Scherz zur Entkrampfung durchaus gestattet sein sollte, aber das Niveau muss ja nicht unter der Gürtellinie durchhängen.

DAS GERINGERE ÜBEL?

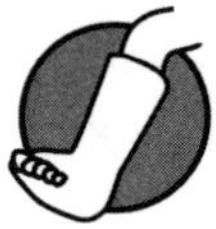

Die Vollnarkose klingt überzeugend, wozu also noch weiter darüber nachdenken. Wir würden auch keine weiteren Überlegungen darüber anstellen, wenn nicht erst kürzlich die Zeitungen über den Fall einer Frau berichtet hätten, bei der die Narkose nicht gewirkt hatte und sie den Eingriff bei vollem Bewusstsein unter unsäglichen Schmerzen ertragen musste. Die Vorstellung allein lässt uns schaudern. So wie die Geschichten über Patienten, deren Tiefschlaf nach Ende der Operation für immer weiterging. Oder über ein bestimmtes Anästhetikum, das in Verruf geriet, weil ein Popstar daran starb. So etwas schürt unser Misstrauen, das der Arzt mit keiner Statistik so leicht ausräumen kann.

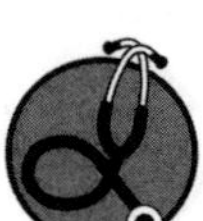

Man muss kein Popstar sein, um wie ein Popstar zu sterben. Jede Narkose birgt ein Risiko, und Narkosemittel sollte man nicht statt der Milch mit Honig zum besseren Einschlafen einsetzen. (Wobei Sie umgekehrt ebenfalls skeptisch sein sollten, wenn der Anästhesist vor der

Blinddarmoperation zum Einschlafen ausschließlich auf Milch mit Honig zurückgreift.)

Die Überlegung ist daher schon vor der Operation anzustellen: Will man sich wirklich zur Fettabsaugung an den Nasenflügeln unters Messer begeben oder sich die Speiseröhre mit dem Darmausgang kurzschließen lassen, um abzunehmen? Solche Nutzen-Risiko-Abwägungen sind dem geneigten Patienten zumutbar. Sich dann posthum zu beschweren, ist den Ärzten gegenüber unfair.

BLA, BLA

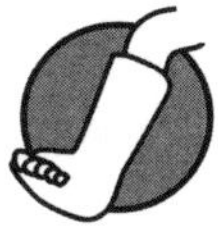

In manchen Fällen, wie bei vielen orthopädischen, gynäkologischen und urologischen Eingriffen, bietet der Arzt eine alternative Narkosemethode an: die Periduralanästhesie. Wir verstehen nur Bahnhof und lassen uns das in einfachen Worten erklären. Bla, bla Spritze bla, bla Nerven bla, bla nichts spüren bla, bla trotzdem wach, bla, bla. Zusammengefasst: eine Spritze in irgendeinen Nerv. Wir bleiben wach, aber das Schmerzzentrum ist ausgeschaltet. Klingt gut, das nehmen wir. Würden wir sofort nehmen, wenn da nicht die Statistik nicht ausschließen kann, dass in der betäubten Region dauerhafte Lähmungserscheinungen zurückbleiben können.

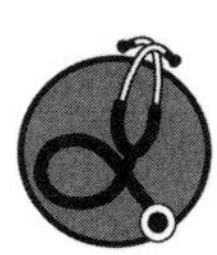

Die Periduralanästhesie, kurz PDA, erfreut sich vor allem in der Geburtshilfe großer Beliebtheit. Unter dem bei werdenden Eltern, Näherinnen und gewalttätigen Kleinganoven bekanntem Begriff „Kreuzstich" setzt man sie in den Kreißsälen gegen die Wehenschmerzen ein.

Und so geht's: Über eine Nadel bzw. einen dünnen Kunststoffkatheter wird ein lokales Betäubungsmittel in die aus dem Rückenmark austretenden Nervenwurzeln gespritzt und damit das Schmerzempfinden im Unterleib ausgeschaltet. Bitte nicht zu Hause nachmachen!

Die Kunst der Gebärenden besteht nun darin, für den Wunsch nach einer PDA genau den richtigen Zeitpunkt zwischen „Der Muttermund ist noch geschlossen" und „Jetzt ist es aber zu spät" zu erwischen.

Eine gut gesetzte PDA erspart viele Schmerzen, sollte aber von den anwesenden Ärzten eher unaufgeregt durchgeführt werden. Zum Glück sieht man als Patientin die Nadel nicht, und der Kommentar des anwesenden Vaters „Boaaah, ist die lang!!" sollte ebenso unterlassen werden wie die Bemerkung: „Sieh es als Rache für deine Stimmungsschwankungen während der Schwangerschaft".

Lassen Sie sich nicht vorab durch Erklärungen betäuben! Motivieren Sie sich und den Arzt zum Durchhalten. Ganz klar: Es handelt sich um eine komplizierte Materie. Aber auch um Ihr Leben. Und das darf Grund genug sein, jemandem durch nachhaltiges Fragen im schlimmsten Fall sogar den Nerv zu ziehen, speziell wenn es genau um den geht. Zwar bleibt ein Restrisiko, aber konzentrieren Sie sich auf die Restchance, nämlich die 99 Prozent, die Ihnen Heilung und Glück näher bringen. Es ist ein besseres Gefühl, das Sie für das Bevorstehende kräftigt. Und sollte etwas schiefgehen, haben Sie sich wenigstens noch einmal gut gefühlt …

DIE KUNST, FEHLER ZU MACHEN

MUSS MAN DENN ALLES SELBER MACHEN?

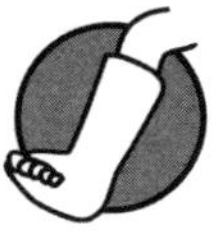

„Wenn man will, dass etwas richtig gemacht wird, muss man es selber tun." Das hat schon mein Großvater gesagt und uns Kindern die Säge aus der Hand genommen, um ein Tischbein zu kürzen, damit der Esstisch nicht mehr wackelt. Na ja, er hat leider am falschen Bein gesägt und musste die anderen auch kürzen. Nach dem fünften Versuch waren dann endlich alle vier Beine gleich lang und wir nahmen unsere Mahlzeiten von da an auf Kissen auf dem Boden sitzend ein.

Wesentlich unangenehmer ist es, wenn der Arzt UNS ein falsches Bein absägt. Schließlich haben wir nicht wie ein Tisch vier, sondern nur zwei Beine.

Natürlich sind wir einsichtig und haben Verständnis für den Arzt, der die wirklich leicht fehl zu interpretierende Angabe „linkes Bein" falsch versteht. Links? Vom Patienten oder vom Arzt aus gesehen? Hätten wir jetzt auf Anhieb auch nicht sagen können.

SCHLAMPEREI (NACHLÄSSIGKEIT)

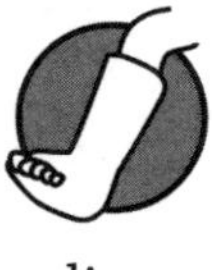

Zu den beliebten Kunstfehlern neben dem Entfernen falscher Gliedmaßen oder Organe gehört auch das „Vergessen" von Operationsbesteck im Inneren des Patienten. Nicht nur, dass wir wegen dieser Schlamperei mit Folgebeschwerden und Schwierigkeiten bei der Sicherheitskontrolle am Flughafen rechnen müssen. Machen wir uns indirekt nicht auch der Mittäterschaft bei der Entwendung von Spitalseigentum schuldig?

Hin und wieder kann es vorkommen, dass wir ein falsches Medikament verschrieben bekommen. Ob der Arzt gedankenverloren in die falsche Lade gegriffen hat oder der Apothekerneuling die Schrift auf dem Rezept nicht richtig entziffern konnte, ist dabei egal. Aber nicht alle Fehler sind so harmlos, wie wenn wir statt eines Medikaments gegen Durchfall ein Beruhigungsmittel bekommen. Wir scheißen zwar weiter in die Hose, regen uns aber nicht mehr darüber auf.

Da muss die Frage erlaubt sein, ob es denn die Pflicht des Patienten ist, den Arzt an seine Aufgaben zu erinnern. Und wie würde der Arzt darauf reagieren?

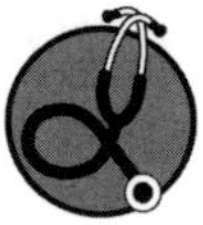

Fehler einzugestehen kann peinlich sein und uns sogar mitunter um Geld und Karriere bringen. Das ist die Krux, denn Patienten bekommen Entschädigungen bei blöd gelaufenen Behandlungen nur, wenn Fehler zugegeben werden. Und nicht immer ist die Sachlage so deutlich wie bei einer versehentlichen Amputation oder dem Vergessen einer Schere, zweier Tupfer und der Brieftasche des Operateurs im Bauchraum des Patienten.

Hilfe kommt aber von oben! Da wir Ärzte ein Faible für teure Hobbys wie etwa das Fliegen haben, können wir uns mit einem Modell anfreunden, das von Piloten erfunden wurde. Dabei handelt es sich nicht um die reibungsfreie Organisation der Liebschaften in den verschiedenen Metropolen, sondern um ein Fehlermeldesystem.

In der Luftfahrt werden begangene Fehler der Piloten akribisch gesammelt und zum Gaudium der Kollegen vor versammelter Mannschaft verlesen. So erinnert man sich gerne an diesen einen Piloten, der die Maschine für einen Langstreckenflug nur halb aufgetankt hat, da das Kerosin am Zielort um 2 Cent billiger war.

Künftige Flugkapitäne sollen aus solchen Fehlern lernen.

CIRS heißt dieses Tool (Critical Incident Reporting System), das unerwünschte Vorfälle dokumentiert und das nun langsam in der Medizin Einzug hält. Vermeidbare Verfehlungen werden anonym gesammelt.

So ist es nicht ratsam, aus einem Fünfbettzimmer mit vier Patienten mit Nachnamen Maier und einem Patienten mit Nachnamen Mayer den erstbesten Maier für eine Beinamputation in den Operationssaal zu schieben. CIRS hilft, den Irrtum bereits nach der ersten im OP zurückgebliebenen gesunden Gliedmaße zu erkennen und Lösungen zu finden. Etwa, dass man Patienten in Krankenzimmer für linke und rechte Beine sortiert.

Um so ein System, das sich in der Luftfahrt gut bewährt, auch in der Medizin breit einzusetzen, müssen wir uns aber erst einmal von der dogmatischen Unfehlbarkeit des Arztes verabschieden. Davon sind wir jedoch noch Flugmeilen entfernt.

Entbinden Sie Ihren Arzt von seinem Schweigegelübde – zumindest Ihnen gegenüber! Ja, er darf mit Ihnen reden, Ihnen bis zum bitteren Schluss erklären, was getan wird. Und damit am Ende keine Schweigeminute steht, wollen auch Sie sich ins Gespräch mit einbringen.

Und einmal ehrlich: Wollen Sie lieber der sein, „der dem Arzt Löcher in den Bauch fragt“? Oder der, „dem der Arzt leider versehentlich die falsche Niere entfernt hat“? Also, ergreifen Sie die Initiative und konfrontieren Sie Ihren Arzt: „Was haben Sie jetzt mit mir vor?“

Komplizierte Antworten wiederholen Sie am besten in Ihren eigenen Worten und holen sich im Idealfall das „Verstanden“ ab.

Ein Beispiel:

Der Arzt: „Wegen der vorliegenden Indikation werden wir eine Orchidopexie mit Funikulolyse durchführen, dann sollten Ihre Hodenbeschwerden wieder beseitigt sein!“

Sie: „Gut. Ich habe verstanden, dass Sie mir den Blinddarm entfernen, mich dann wieder zunähen und meine Schmerzen danach wie weggeblasen sind.“

Der Arzt (nach einem Blick in seine Unterlagen): „Sind Sie nicht Mayer mit y?“

Sie: „Nein, Schönhofer mit ö.“

Der Arzt: „Ah, Sie sind der Blinddarmdurchbruch. Sie sind erst nächste Woche dran …“

Eines steht fest: Durch Ihr Nachfragen haben Sie sich den Eingriff im Schritt erspart. Und wenn Sie jetzt noch wegen Ihres Blinddarms lästig sind, erleben Sie auch noch das nächste Frühstück.

VON DEM GEFÜHL, NICHT ERNST GENOMMEN ZU WERDEN. TEIL 1

DAS IST DOCH EINE LAPPALIE

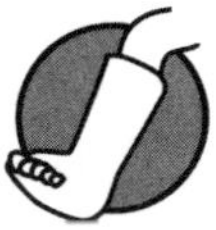

Wir schaffen es nicht, die Waschmaschine in Gang zu bringen. Der gerufene Installateurnotdienst kommt, steckt den Stecker in die Steckdose und lacht uns aus und sich ins Fäustchen, wenn er dafür die Rechnung kassiert. Wir lassen unser Auto, das einfach nicht mehr anspringen will, in die Werkstatt schleppen. Dort füllt der Mechaniker ein paar Liter Sprit aus dem Kanister in den Tank und wir fahren mit hochrotem Kopf zur nächsten Tankstelle. Die Liste der Lappalien, mit denen wir die Professionisten zum Kopfschütteln bringen können, ist lang. Genauso lang wie die der unbedeutenden Wehwehchen, mit denen wir die diensthabenden Ärzte belästigen könnten.

FINGERSPITZENGEFÜHL

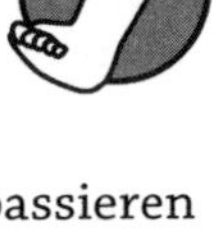

Unsere Tochter ist mit acht Jahren alt genug, ohne elterlichen Beistand mit der Brotmaschine eine Scheibe vom Vollkornbrot abzuschneiden. Sie ist dabei wirklich sehr vorsichtig, dennoch passiert ihr das, was auch einem Erwachsenen passieren kann: Sie schneidet sich dabei in den Finger. Die Wunde blutet stark, die Fingerkuppe hängt nur an einem dünnen

Stück Haut. Sie läuft ganz aufgeregt durch die Wohnung und schreit ganz laut: „Papi, Mami, schaut mal, was ich kann!“ Dabei schwenkt sie den Finger wie einen Hubschrauber durch die Luft und spritzt Teppich, Tapete und das frische, weiße Tischtuch mit Blut voll. Das finden wir gar nicht lustig. Natürlich ist die Verletzung gemeint. Das Zimmer wollten wir ohnehin neu tapezieren. Wir beruhigen erst einmal uns und dann unser Kind, das losplärrt, als nach dem ersten Schock der Schmerz kommt.

Wir verbinden den Zeigefinger so gut wir können. Wir versprechen unserem Engelchen eine riesengroße Portion Eis, wenn es nur endlich aufhört zu weinen.

An sich wäre die Sache damit erledigt. Doch plötzlich kommen uns Bedenken, dass die Fingerkuppe möglicherweise schief anwachsen und eine hässliche Narbe zurückbleiben könnte. Wir fahren mit dem Kind ins Spital, um dort die Verletzung fachgerecht versorgen zu lassen.

Der diensthabende Arzt hört sich die Geschichte der besorgten Eltern an und in seinen Augen ist in dicken Lettern deutlich zu lesen: „Wegen dieser Lappalie stehlen Sie mir meine Zeit?!“ Zugegebenermaßen wenig diplomatisch äußern wir die Befürchtung, dass vielleicht ein Nerv verletzt worden sein könnte, was ja möglicherweise zu einem Verlust des Gefühls in den Fingerspitzen führen würde. Der Arzt verdreht die Augen und macht eine Handbewegung, die man im besten Fall als „Machen Sie sich keine Sorgen!“ interpretieren kann. Aber seine Mimik und Gestik bedeuten wohl eher „Wollen SIE mir erklären, was passieren kann? Haben SIE Medizin studiert oder ICH?“

Kleinlaut überlassen wir dem Facharzt das Feld und bewundern ihn, mit welcher Routine und (hoffentlich) akademisch kompetentem Fingerspitzengefühl er das Pflaster auf die Wunde klebt. Fertig!

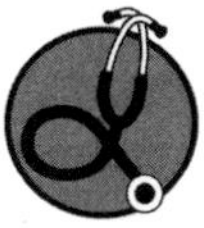

Stress, Panik und Hysterie sind schlechte Heiler. Und sie machen sich bei medizinischen Katastrophen genauso in den Köpfen unserer Patienten breit wie bei Lappalien. Es ist also unsere Aufgabe, diese Gesellen aus den Köpfen zu vertreiben. Das kann auf sehr einfühlsame Art erfolgen, indem man diese Gesellen bittet, mal kurz nach draußen zu gehen. Man kann diesen Gesellen auch auf die Zehen steigen. Ist zwar unhöflich, wirkt aber auch.

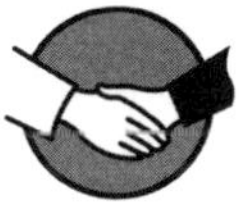

Die Dimension der Lappalie hängt von der Perspektive des Betrachters ab. Wenn ein Arzt signalisiert, dass die Verletzung doch nicht so schlimm ist, darf man sich zurücklehnen, Entspannung ist angesagt. Sosehr ich die aufgeregte Position der besorgten Eltern verstehe, sei ihnen gesagt: Sie dürfen sie verlassen. Nicht die Tochter, die Position. Erlauben Sie sich, sich der Perspektive des Experten anzunähern.

Trotzdem noch unsicher?

Vertreiben Sie die Ängste mit Fragespielen.

Eine Frage für den Arzt: „Was haben Sie mit meiner Tochter vor?"

Wenden Sie sich aber auch an Ihr Kind: „Ist dir klar, was jetzt passiert? Soll ich deine Hand halten? Willst du das weiße oder das rosa Barbiehaus?"

– Ja, auch Ablenkung kann gefragt sein, aber bedenken Sie die Konsequenzen, bevor Sie als Entschädigung Haus und Hof versprechen.

WIR HATTEN DOCH RECHT

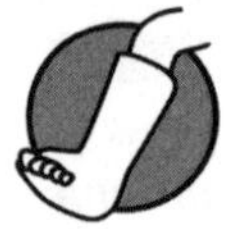

Was an diesem Fall interessant sein soll? Nun, als wir dann wie geheißen nach einer Woche das Pflaster abnehmen, ist die Fingerkuppe – welch Überraschung – schief angewachsen. Unser Mädchen hat über ein Jahr kein Gefühl in der Fingerspitze, bekommt ein „Nicht genügend“ in „Schönschreiben“ und die hässliche Narbe ist auch nach jahrelanger Behandlung mit diversen Salben noch zu sehen. Bis zum heiratsfähigen Alter sollte der kosmetische Makel aber verschwunden sein. Wir schmieren weiter. Alles nur eine Lappalie.

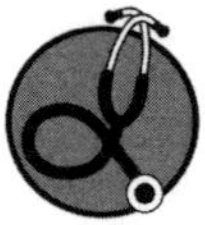

Wir sind bemüht, die Dinge, die zu ändern sind, ernst zu nehmen, und jenen Dingen gelassen gegenüberzustehen, die nicht zu ändern sind. Verletzungen passieren nun mal und schauen immer dramatisch aus! Ob die Ärzte dann zum Genesungsprozess etwas beitragen können, darf manchmal bezweifelt werden. Denn es kann durchaus das Gebot der Stunde sein, nichts zu tun. Das mag ignorant wirken, doch man darf auch der Natur die Möglichkeit zur Heilung nicht wegnehmen. Klar gibt es Kunstfehler, aber auch bei einer perfekt versorgten Verletzung am Finger kann es lange dauern, bis sie wieder verheilt. Der Ton macht die Musik und die hohe Kunst besteht darin, unseren Patienten zu vermitteln, dass man nicht besser und schneller heilt, wenn man wo reinschneidet, das teuerste aller Medikamente verordnet oder den verletzten Finger mit diesem neuen weltraumerprobten Ultraschall-Laser-Beschleuniger, den man im Privatfernsehen gesehen hat, behandelt.

Oft können wir als herbeigerufene Ärzte in Notfallsituationen auch nicht viel anderes tun als jeder Passant. Meist genügt es, Patienten zu beruhigen. Das macht natürlich keine gute

Optik, und so bemühen wir uns, zusätzlich noch dreimal pro Minute den Blutdruck zu messen und die Pupillenreflexe zu testen. Das wird erwartet, ist aber mehr Show. Wer also von seinem Arzt unbedingt Taten erwartet, muss damit rechnen, mit Taschenspielertricks verblüfft zu werden.

Wir alle sind Menschen und Fehler passieren. Zugegeben, das ist eine Weisheit, die man ungern im Zusammenhang mit der eigenen Gesundheit, der unserer Angehörigen oder einem Shuttlestart hören will.

Übersetzen Sie dem Kind die Vorgänge, dass es sie versteht. Seien Sie der Moderator, der Entertainer, der die Show rettet.

Vertrauen Sie darauf, dass Ihr Gegenüber korrekt handelt und sich bemüht, keine Fehler zu machen. Ihr Gegenüber ist erwachsen und muss Entscheidungen treffen dürfen. Seien Sie ein geduldiger Beifahrer und greifen Sie ihm nicht ins Lenkrad, hupen Sie nicht und wechseln Sie nicht den Radiosender. Sie können sich aber jede seiner Entscheidungen begründen lassen.

Wenn Fehler passiert sind, lohnt es sich, sie im Nachhinein anzusprechen. Vielleicht profitieren davon nachkommende Generationen und können dann auch nach ärztlichen Behandlungen noch an Heidi Klums Topmodel-Maschinerie teilnehmen.

VON DEM GEFÜHL, NICHT ERNST GENOMMEN ZU WERDEN. TEIL 2

DA IST ETWAS SCHIEFER GEGANGEN

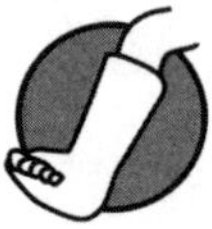

Ein Großteil der Behandlungen verläuft freundlich, kompetent und mit dem erwünschten Heilungserfolg. Aber eben nicht immer. Manchmal geht etwas schief. Wer dann die Kompetenz des Arztes infrage stellt, den bestraft ... der Arzt mit Ignoranz.

Lassen Sie uns annehmen, wir werken leidenschaftlich gern im Garten. Die prallen Tomaten sind unser ganzer Stolz und wir pflegen sie mit mütterlicher Hingabe. Plötzlich werden wir von einer psychisch gestörten Biene Maja völlig grundlos attackiert. Beim Versuch, hinter den Holzstäben, an denen sich unsere roten Babys emporranken, in Deckung zu gehen, bohrt sich anstatt des Bienenstachels ein Schiefer in unsere Handfläche.

Mit einer Nähnadel „operieren" wir selber den Fremdkörper heraus. Doch es bleibt ein stechender Schmerz. Der Verdacht, dass ein weiterer Splitter tiefer steckt, liegt nahe, und wir wollen das Entfernen lieber einem Arzt in der Notaufnahme überlassen.

Die freundliche Ärztin sieht sich das Malheur an, greift zu einer Pinzette, stochert in der kleinen Wunde herum und zieht einen kleinen Splitter heraus. Stolz präsentiert sie ihren Fund, so winzig, dass man ihn mit freiem Auge kaum sehen kann. Wir können ihre Freude über ihre medizinische Großtat leider nicht teilen, denn wir spüren noch immer ein Stechen in der Hand. Nun ist die Frau Doktor nicht mehr so freundlich. Offenbar wertet sie unsere Reklamation als persönliche Beleidigung. Wir sollen nicht so wehleidig sein und nach Hause fahren. Morgen würde der Schmerz weg sein. Ist er aber nicht. Im Gegenteil. Ein roter Strich zieht sich von der Hand bis zur Hälfte des Unterarmes. Wir fahren wieder ins Spital. Die Ärztin „is not amused". Sie verschreibt eine antibiotische Salbe und schickt die Querulantin heim.

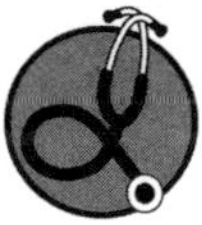

Reklamationen schätzen wir nicht. Immerhin werden wir dadurch mit unserer eigenen Unzulänglichkeit konfrontiert. Und dabei können wir oft gar nichts dafür, weil die Natur wieder mal macht, was sie will, und wir sollen das dann ausbaden.

Auch Autohändler freuen sich nicht (vor allem in Zeiten, in denen sie froh sind, überhaupt ein Fahrzeug verkauft zu haben), wenn Sie tags darauf den Kauf rückgängig machen wollen, weil der Motor so ein seltsames Geräusch gemacht hat. Der läuft einwandfrei, wird der Händler sagen, worauf Sie beteuern, dass Sie noch nie einen derart wenig einwandfrei laufenden Neuwagen gesehen haben, worauf der Verkäufer Sie als inkompetenten Laien bloßstellt, Sie wiederum den Autohändler als Betrüger im großen Stil bezeichnen und drohen, ihm die Autohändlerpolizei an den Hals zu jagen. Im Endeffekt bekommen Sie 100 Euro vom Kaufpreis rückerstattet und finden nun das Geräusch gar nicht mehr so seltsam. So steigt jeder als Gewinner aus dieser Situation aus.

Bei unseren Patienten können wir oft auch das seltsame Geräusch nicht nachvollziehen, wir sehen nichts Krankhaftes an Stellen, die schmerzen, wir diagnostizieren völlige Gesundheit bei Menschen, die über starkes Schwindelgefühl klagen. Vielleicht sollten wir auch einen 100-Euro-Preisnachlass der

Krankenversicherungsgebühr in Aussicht stellen, wenn es nicht besser wird. Möglicherweise hat das ja einen therapeutischen Effekt!

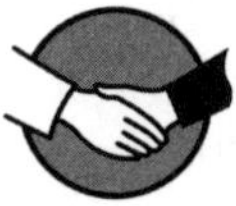

Sie haben immerhin diesmal einen anderen Arzt aufgesucht, nachdem Sie mit der Behandlung Ihrer Tochter nicht zufrieden waren. Den Ärztinnen sagt man ja nach, dass sie kommunikativer sind als ihre männlichen Kollegen. Die Ausnahmen bestätigen jedoch die Regel.

Auch hier gilt: Emotionelle Distanz, an der Behandlung aktiv dranbleiben, Fragen stellen und zu guter Letzt: Gelassen bleiben und daran denken, dass Sie die Ambulanz bald wieder verlassen dürfen, die Ärztin jedoch bis zum nächsten Morgen bleiben muss.

AB WANN SOLLEN WIR UNS SORGEN MACHEN?

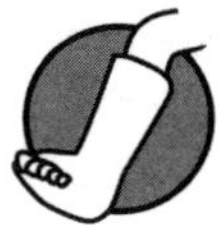

Am Abend ist die Hand angeschwollen und der rote Strich am Unterarm länger geworden. Wir machen uns ernste Sorgen, fahren abermals ins Spital und lassen uns stationär aufnehmen. Unser Zustand verschlechtert sich trotz Infusionen. Wir klagen noch immer über dieses Stechen, das unserer Meinung nach von einem weiteren, nicht entdeckten Splitter herrühren könnte. „Das kann nicht sein, denn wir haben den Splitter (gemeint ist der Winzling, den die damals noch freundliche Ärztin gefunden hat) entfernt!“ Die Wunde beginnt zu eitern. Das ist unser Glück. Denn beim Wechseln des Verbandes kommt ein schwarzes Etwas zum Vorschein.

Wir trauen uns schon gar nicht mehr, darauf hinzuweisen. Wer weiß, welch tiefe Scharte wir damit in die Ärzteseele schlagen würden. Wir versuchen es mit einem Trick: „Ich habe mit meinem Zimmernachbarn gewettet, dass Sie wissen, was da aus meiner Hand ragt." Das wirkt. Die Ärztin nimmt eine Pinzette und fördert ein zwei Zentimeter langes Holzstück zutage. Den Triumph in unserem Blick ignoriert sie und ohne ein Wort der Entschuldigung entlässt sie uns in häusliche Pflege.

Die Wunde ist gut verheilt, aber zurückgeblieben ist der Zorn darüber, nicht ernst genommen worden zu sein. Als gelernter Patient lassen wir die Gedanken an eine Klage gegen die Ärztin fallen und ergötzen uns in der Vorstellung, wie die Frau Doktor am Sonntag ihre Wäsche waschen will und sich die Maschine nicht anstellen lässt. Unser Schwager ist nämlich Installateur und übernimmt den Notdienst am Wochenende.

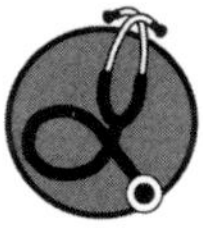

Wir haben immer gewusst, dass es eine Ursache geben muss für die unerklärliche Schwellung, die Schmerzen, die depressive Stimmungslage und die drei Warzen am Knie! Und wer lange genug sucht, wird auch etwas finden. Nicht unbedingt die Ursache, aber zumindest etwas, das so aussieht, als ob es die Ursache sein könnte. Das reicht meist, damit alle zufrieden sind.

Wenn ein Splitter drin steckt, gehört der entfernt! Klare Sache. Aber oft sind die Splitter nicht zu sehen, ganz anderer Natur oder gar nicht vorhanden. Patienten wollen aber Splitter. Sie wollen, dass wir ihnen beim Sodbrennen den Splitter aus der Speiseröhre, bei ihrer Traurigkeit den Splitter aus dem Gehirn, beim unerfüllten Kinderwunsch den Splitter aus den Eierstöcken herausziehen und sagen: Das war es! Jetzt sind Sie geheilt!

Ein schöner Gedanke.

Der weniger schöne Gedanke: Auch rechtliche Schritte sind möglich. Sie sollten aber eher der letzte Schritt sein, immerhin ist eine Gerichtsverhandlung keine Kindergeburtstagsparty. Manche brauchen aber diesen, im doppelten Sinn, reinigenden Prozess. Denn nicht immer handelt es sich um Kleinigkeiten, allein im Jahr 2011 wurden in Deutschland fast 100 Behandlungsfehler mit tödlichem Ausgang attestiert.

Und wollen Sie sich so richtig gruseln?

Das Aktionsbündnis Patientensicherheit geht davon aus, dass in Deutschland etwa jeder tausendste Patient im Spital im „Zusammenhang mit einem vermeidbaren unerwünschten Ereignis" stirbt.

Spielen Sie Lotto? Die Wahrscheinlichkeit, im Krankenhaus wegen eines Fehlers unnötigerweise über den Jordan zu wechseln, entspricht demnach in etwa der Wahrscheinlichkeit, beim Lotto vier Richtige zu erraten…

Außerdem kann man sich in Österreich auch an die Patientenanwaltschaft wenden, in Deutschland stehen einem Schlichtungsstellen zur Verfügung. Wenn Sie den Arzt vor den Kadi zerren, können Sie nicht mehr mit einer freundschaftlichen Beziehung mit ihm rechnen. Aber es muss ja nicht jeder Splitter in einen Rosenkrieg ausarten.

WO EIN AU, DA AUCH EIN WEH!

HILFE BEI DER DIAGNOSE

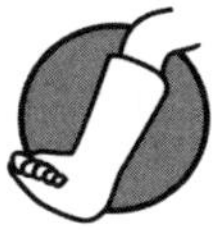

Wir gehen zum Arzt und sagen ihm, dass wir Schmerzen haben. Wir drücken mit dem Zeigefinger auf den Bauch. „Wenn ich so mache, tut es weh." Der Arzt nickt verständnisvoll und will wissen, was noch alles wehtut. „Wenn ich so mache, tut es auch weh", sagen wir, als wir mit dem Finger auf den Oberschenkel drücken. Wir haben die Aufmerksamkeit des Arztes. „Und wenn ich so mache", wir drücken mit dem Finger an die Schläfe, „tut es auch weh." Der Arzt wirkt ratlos. Wir drücken den Finger auf die Brust. „Und das tut auch weh." Der Arzt ist sichtlich besorgt und schreibt sofort mehrere Überweisungen für doppeltes Blutbild, Koloskopie, EKG, EEG, CRT, FBI und CIA. Wir lassen alle diese Untersuchungen ohne Widerrede über uns ergehen. Bis auf einen leicht erhöhten Cholesterinwert und ein unbezahltes Strafmandat kommt nichts ans Tageslicht. Es tut aber immer noch weh, wenn wir mit dem Finger auf den Bauch oder irgendwo andershin drücken. Es tut auch weh, wenn wir mit dem Finger auf den Schreibtisch des Arztes klopfen, um unserem Unmut über seine Unfähigkeit, eine Diagnose zu stellen, Nachdruck zu verleihen. Das wirkt. Er legt unserem gebrochenen Zeigefinger eine Schiene an und nach vier Wochen tut nichts mehr weh. Eigentlich sollten wir ihn als Wiedergutmachung für unsere erlittenen Unannehmlichkeiten das Strafmandat bezahlen lassen.

Wenn man das Trampeln der Hufe hört, sollte man an Pferde denken, nicht an Zebras, heißt es. Und eine schnupfende Nase mit Husten bei leicht erhöhter Körpertemperatur ist eben eher ein grippaler Infekt denn die erste Stufe einer bösartigen Blutkrankheit, ausgelöst durch einen Erreger, der zwar nicht durch Pferde, wohl aber durch Zebras übertragen wird.

Die spektakulären Erkrankungen mit den schier unglaublichen Symptomen finden sich eher im Pathologiebuch und bei „Dr. House"; die naheliegenden Wehwechen sind jedoch unspektakulär und unser tägliches Brot.

Dennoch tappen wir immer wieder in die Falle, dem mehr oder minder reichen Erfahrungsschatz aus unserer medizinischen Praxis zu misstrauen. Denn vielleicht ist es ja doch dieser eine Patient unter drei Millionen, den wir hier vor uns haben. Und dieser hat nicht nur einen, sondern drei Millionen Anwälte im Rücken.

Also packen wir unser breites Portfolio an Diagnosemöglichkeiten aus, zücken das diagnostische Schweizer Messer mit Lupe, Pinzette, Röntgen, CT, MRT und dieser unglaublich teuren Spezialuntersuchung, die nur in dieser einen Klinik in Melbourne durchgeführt werden kann.

So kann uns nichts passieren. Kommt ein Pferd zum Vorschein, wissen wir, dass wir uns getrost auf unsere Erfahrung verlassen können; hat das Pferd schwarze Streifen auf weißem Fell, belohnt dies unser Gefühl, doch genauer hingeschaut zu haben.

Und das sollte unserem Gesundheitssystem doch einige zehntausend Euro wert sein, einen naheliegenden Ackergaul aufzuscheuchen.

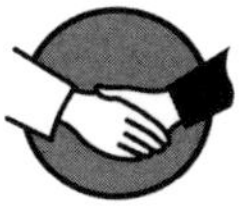

Nobody is perfect. Aber Dr. Nobody macht leider gerade Urlaub. Man kann sich vorbereiten, um Fehlern zu entgehen. Je nach Naturell bedeutet das für den einen das Anlegen einer Patientenanwaltskartei und für den anderen vielleicht eine Autobiografie der eigenen Leidensgeschichte.

Der Linguist Florian Menz, der zahlreiche Studien über die Kommunikation im medizinischen Bereich erstellte, sieht ein Ungleichgewicht durch die Dominanz des Arztes. Dem kann man als Patient schriftliche Notizen entgegenhalten. Also, bereits im Vorfeld auf Papier festhalten, was Sie immer schon über sich und Ihre Erkrankung sagen wollten, und auch alle Fragen notieren, damit man dann in der Gesprächssituation nichts übersieht. Die ganz Vergesslichen sollten auf den Zettel auch notieren, dass sie den Zettel zum Arzt mitnehmen müssen.

Apropos Gespräch: Wer gerne redet und auch gerne viel erfährt, darf auf ein altes Vorurteil gegenüber dem weiblichen Geschlecht hoffen. Ärztinnen nehmen sich mehr Zeit und geben mehr Informationen: Klar, weil sie, wie wir alle wissen, ohnehin den ganzen Tag nur quatschen (ist zwar ein altes Klischee, aber hier ein wissenschaftlich mit Daten fundiertes neues Klischee!). Im konkreten Fall erfolgt das auf eine ganz raffinierte Weise: Sie üben sich nämlich auch noch in Metakommunikation. Das heißt, Sie helfen Ihrem Gegenüber durch das Gespräch, indem Sie den Ablauf erklären.

Dem rustikalen „Frei machen!" von männlicher Seite steht ein sympathisches „Machen Sie bitte Ihren Oberkörper frei, ich will Ihre Lymphknoten abtasten!" gegenüber.

WER NICHTS MEHR ISST, LEBT LÄNGER

VON GAMMELFLEISCH, DARMBAKTERIEN UND ANDEREN UNAPPETITLICHKEITEN

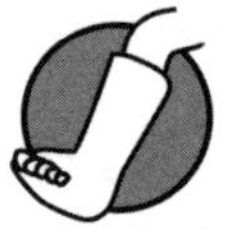

Es ist zum Verzweifeln! Nach Gammelfleisch, Pferdelasagne, Gurken- und Bioeier-Skandal trauen wir uns überhaupt nichts mehr zu essen. Das gesunde Obst und der so beliebte Mozzarella mit Tomaten wurden uns auch vergällt. Darmbakterien und ähnliche Unappetitlichkeiten sollen bei Stichproben in Supermärkten darin gefunden worden sein. Vom genmanipulierten Gemüse wachsen uns dritte Ohren, und der Käse auf der Tiefkühlpizza hat noch nie eine Kuh gesehen. Wer nichts mehr isst, lebt länger. Und dann noch gepanschter Wein und vergifteter Schnaps. Sollen wir etwa Wasser trinken? In wöchentlichen Abständen machen uns Berichte über gesundheitsgefährdende Lebensmittel immer mehr Sorgen. Einen Ausweg suggeriert die Pharmaindustrie mit Werbung für Vitaminpräparate und Nahrungsergänzungsmittel. Solange wir unserem Bäcker noch trauen können, essen wir Multivitaminkapseln auf Vollkornweckerln aus kontrolliertem Anbau. (Wo werden Vollkornweckerln angebaut?) Dazu ein Glas Magnesiumelixier, und wenn wir die nächste Grippesaison überleben, werden wir hundert Jahre alt.

Aber welche Rolle spielt hierbei unser Arzt?

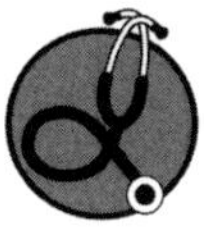

Schalten wir bitte ein wenig den gesunden Menschenverstand ein. Eine Headline wie „Gurken sind gesund!“ beschert einer Tageszeitung weitaus weniger Umsatz als der Knaller „Brutale Killerkeime in den Bio-Gurken morden Tausende Omis“.

Der Mensch hat als Herdentier schließlich ein gewisses Faible für Massenpanik.

Beruhigt ist man erst, wenn sämtliche Gurken vernichtet und die dazugehörigen Bauern medial gevierteilt wurden. Oder wenn die Meldung über eine Schmiergeldaffäre im Bordellmilieu die Gurken von den Titelseiten und damit aus dem Blickfeld der Leser verdrängt.

Nichts wird so heiß gegessen, wie es gekocht wird. Schon gar keine keimverseuchten Lebensmittel (die dann meist auch nicht heiß genug gekocht wurden).

Im Zuge meiner ärztlichen Tätigkeit habe ich mindestens so viele Pandemien kommen und gehen sehen wie Fußballnationaltrainer, Gesundheitsminister oder die ultimativ letzte Konzerttournee der Stones.

Ich hatte jedoch einmal einen Patienten, der sich sein Schienbein gebrochen hat, weil ihm eine Kiste voller Gurken draufgefallen ist.

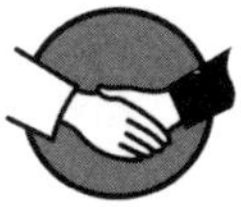

Es ist absolut löblich, seine Aufmerksamkeit auf das zu richten, was wir durch den Mund unserem Körper zuführen – und zwar durchaus einmal abseits von Faktoren wie Geschmack, Kindheitserinnerungen oder Potenzsteigerung. Ein Blick über den Tellerrand zeigt, dass es neben Apfelstrudel, Fischstäbchen und Ginsengwurzeln eine wahre Vielfalt zu entdecken gibt.

Unterstützen lassen dürfen wir uns dabei zum Beispiel von Diätassistenten (D), Diätologen (Ö) und Diplomierten Ernährungsberatern (CH). So verkündet die Homepage des Verbands der Diätologen Österreichs an prominenter Stelle den Slogan „Nahrung ist die erste Medizin“. Da sie auch noch studieren, sind sie ja fast schon Ärzte.

Nahrung ist die erste Medizin: Mit diesem Wissen sollte sich die Geschwindigkeit unserer Fastfood-Hände etwas drosseln lassen, die aus der Palette des Essbaren oft und gerne Fett, Salz und Zucker wählen.

Diätassistenten geben sich aber nicht mit Allgemeinplätzen zufrieden. Sie entwickeln den persönlich benötigten Speiseplan, den man mittels Diättagebuch begleitet, in dem man möglichst exakt festhält, was man zu sich nimmt. Aus eigener Erfahrung darf ich Ihnen mitteilen: Alleine das Aufschreibenmüssen jeder Mini-Zwischenmahlzeit (Schokoriegel, Haselnusswaffel, Apfeltasche) führt dazu, sie ausführlich zu hinterfragen. Eine Mischung aus Faulheit und Scham (weil wir das Tagebuch dann ja auch vorlegen müssen) lässt einige süße Häppchen ausfallen.

TEIL 1: MEIN ARZT, DER SPIELVERDERBER

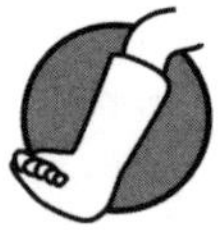

Seit endlos bangen Minuten fiebern wir mit, wie der Held versucht, seine Geliebte aus den Fängen des Bösen zu befreien. Im nächsten Bruchteil einer Sekunde dürfen wir mitfiebern, wie eine gepflegt aussehende Frau versucht, ihre angegriffene Darmflora wieder zum Blühen zu bringen, oder wie eine besorgte Großmutter die Virenattacke gegen ihre Familie mit Vitaminbomben abwehrt. Bravo! Eine Meisterleistung, wie man den Spannungsbogen über die Werbepause aufrechterhalten kann.

Mit dieser Information erscheinen die eingangs erwähnten Sorgen über die Gefahr, die Lebensmittel für uns darstellen, hinfällig. Wir wollen nur noch kurz bei unserem Arzt nachfragen, welche der beworbenen Wundermittel uns am meisten helfen können. Immerhin sind die ja nicht billig. Doch unser Arzt ist ein Spielverderber. Mit einer angeekelten Handbewegung wischt er unsere Hoffnungen vom Tisch. Alles nur Mist! Nützt alles nichts. Ist reine Geschäftemacherei. Obst, Gemüse und basta. Ja, auch Pasta. Und Geflügel und Fisch. Das genügt völlig für eine ausgewogene Ernährung. Der Körper weiß schon, was er braucht und woher er es sich holt. Wir sind etwas enttäuscht und werden bei der nächsten Werbepause auf einen anderen Kanal zappen.

Tatsächlich sind wir heute meilenweit von einer Mangelernährung entfernt, so wir in einer Gegend wie Mitteleuropa leben, nicht allzu arm sind und uns auch andere Sachen in den Mund schieben als Burger, Schokolade und Schokoladeburger. Insofern ist es tatsächlich nicht unbedingt notwendig, noch zusätzlich Vitamine, Spurenelemente oder die Extraportion Milch zu uns zu nehmen.

Es gibt aber heutzutage berechtigte Bedenken, ob der völlig überdüngte und mineralienmäßig leergewirtschaftete Boden der Felder, auf und in dem die „gesunden" Sachen wachsen, noch hält, was er zu Opas Zeiten versprochen hat. Das wäre natürlich der Gipfel, sich als Junkfood-Junkie durch eine gigantisch große Karotte zu quälen, um dann de facto keinen gesundheitlichen Nutzen davon zu haben. Mir wäre jedoch nicht aufgefallen, dass einem gesunden Organismus mit halbwegs gesunder Ernährung etwas abgeht. Weder die zehnfache Menge Vitamin C, die dann ohnehin ins Klo geht, noch diese speziell dressierten Milch-

säurebakterien, die genau wissen, wann sie einen Darminhalt apportieren sollen.

Mitunter kann aber bei manchen Leiden das eine oder andere Mittelchen aus der Natur durchaus dabei helfen, Dinge wieder ins Lot zu bringen. Immerhin ist gegen jedes Leid ein Kraut gewachsen (und nicht jedes muss man rauchen). Man muss nur herausfinden, auf welches Kraut man anspricht.

Kleine Lebensstiländerungen sind oft ein erster Schritt zur Gesundheit. In diesem Fall: Wechseln Sie den TV-Sender! Auch bei den Sehgewohnheiten kann man Junkfood umschiffen und sich der Qualität zuwenden. Nicht nur, dass die Werbung für Schokolade dort seltener vorkommt, auch bekommen wir den Gratis-Gruseleffekt dazu, wenn wir in der nachfolgenden Reportage sehen, unter welchen Umständen Kinder in Westafrika die Kakaobohnen pflücken. Solche Sendungen sollten erst ab 18 Jahren erlaubt sein, damit wenigstens unser Nachwuchs noch unbelastet naschen kann.

TEIL 2: MEIN ARZT, DER VERBÜNDETE DES BÖSEN

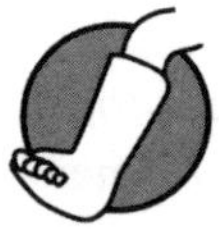

Mit den eingangs erwähnten Sorgen über die Gefahr, die Lebensmittel für uns darstellen, gehen wir zum Arzt, um mit ihm eine Gegenstrategie zu überlegen. Unser Arzt empfiehlt uns die regelmäßige Einnahme von Vitaminpräparaten zur Stärkung unseres Immunsystems und von Nahrungsergänzungsmitteln, um unsere Zellen vor freien Radikalen zu schützen. Obst und Gemüse enthalten keine wirksamen Stoffe, denn der

Boden der Anbaugebiete ist schon viel zu ausgelaugt. Haben wir nicht großes Glück, dass er DER Spezialist auf diesem Gebiet ist und die neuesten Errungenschaften der Pharmazie in seiner Hausapotheke führt? Noch dazu für uns als Stammpatienten zu einem günstigeren Preis als in der Apotheke. Uns fällt ein Stein vom Herzen. Unser Überleben der nächsten Grippesaison scheint gesichert und wir werden hundert Jahre alt. Bevor wir bei der Assistentin die lebensnotwendigen Kapseln, Tabletten und Pulver abholen und bezahlen, möchte er noch kurz einmal unseren Rücken abklopfen. Keine Sorge. Reine Routine. Ein kurzes Heben seiner Augenbrauen – und unser Adrenalinspiegel schießt in die Höhe. Nein, wir müssen nicht beunruhigt sein. Das ist nichts, was er nicht schon bei so vielen anderen Patienten zu deren vollster Zufriedenheit behoben hätte. Die Assistentin soll uns noch zusätzlich eine Magnetmatte um nur 150 Euro mitgeben. Die Magnetfelder verstärken nämlich die Wirkung der im oder gegen den Uhrzeigersinn drehenden Milchprodukte zum Wohle der Darmflora. Die Joghurts gibt es zum Glück im Supermarkt.

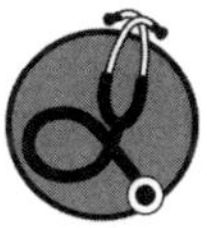

Wenn man als Arzt Zusatzleistungen anbietet oder sogar Produkte verkauft, ist die Optik natürlich immer ein wenig schief. Plötzlich verwandelt man sich für die Patienten von einer völlig unabhängigen Vertrauensperson in einen geldgierigen Verkäufer, der einen über den Massagetisch ziehen will.

Nun, zum einen muss man sagen, dass die Unabhängigkeit bei den vordergründigen „Gratisleistungen" (die ja nur über Umwege der Krankenversicherungen die Euro aus der Geldbörse der Patienten ziehen) enden wollend ist. Schließlich kann man auch durchaus Interesse an der guten Auslastung einer Klinik, dem Wohlwollen eines Pharmareferenten oder dem Segen der

Krankenkasse haben. Medizinische Gründe für Entscheidungen sind zwar schön, aber nicht unbedingt vonnöten.

Und wenn wir von einer Therapie überzeugt sind, dann dürfen wir diese wohl unseren Patienten anbieten, auch wenn sie etwas kostet. Die grenzenlose Begeisterung über eine unglaublich effektive Behandlung ist dabei für Patienten nur schwer von der grenzenlosen Begeisterung über einen kleinen Zusatzverdienst zu unterscheiden. Skeptisch sollte man vielleicht werden, wenn der Shop in der Ordination größer und moderner ist als der Behandlungsraum.

Ein Mittelchen kann aber auch dann gut sein, wenn es von uns penetrant angeboten wird. Das gilt übrigens auch für das darmregulierende Joghurt aus dem Supermarkt.

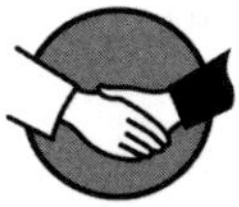

Ärzte sind Menschen wie du und ich! Nicht nur, dass sie auch krank werden können oder sterblich sind, nein, sie haben auch Meinungen und Schwächen. Da sind vegane Vegetarier darunter, ökologisch nachhaltige Fußabdruckhinterlasser, Straßenbahnbenutzer und Porschefahrer, Liebhaber des Kobe-Rindes – jene, die es auf japanischen Weiden streicheln, und jene, die es mit Senf aus Dijon einstreichen wollen –, Homöopathiegläubige, Pillenverfechter, Pillenverdreher, Pillenschlucker und andere Karrieristen. Je näher wir also einen Arzt an uns und unsere Krankheit heranlassen wollen, desto wichtiger ist es, ihn einordnen zu können.

Auch im restlichen Leben offenbaren wir nicht jedem Dahergelaufenen oder Arbeitskollegen unsere intimsten Geheimnisse. Wir gehen selektiv vor, gestärkt durch Haus- und Menschenverstand, Vorbildung und Freundestratsch. Diese Taktik empfiehlt sich auch bei der Wahl des Mediziners. Im akuten Notfall dürfen wir nicht auf den vegetarischen Pillenschlucker hoffen, der unserem Vater so ähnlich sieht.

Letztlich sind Zusatzleistungen an sich gar nicht notwendig. Denn im Prinzip ist unser Gesundheitssystem so angelegt, dass es unabhängig von Einkommen, Bildung und Herkunft jedem gleich helfen soll – auf Basis der vorhandenen Krankenkassenverträge. Punkt. Für die, die es glauben wollen.

5 KEINE PANIK

KEINE PANIK VOR DER NADEL

DER 5-STERNE-SPRITZER

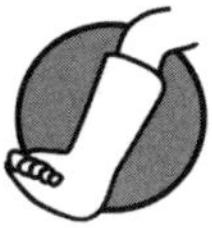

Die Spritze beim Arzt ist in gewissen Fällen notwendig und daher meist unausweichlich. Warum haben wir bloß solche Angst vor der Nadel? Blöde Frage. Weil sie wehtut! Und schlimmer als jeder Schmerz ist der Schmerz, von dem man weiß, dass er kommen wird. Zu beneiden sind jene, die behaupten, dass ihr Arzt „gut sticht", die sogar, ohne ohnmächtig zu werden, zusehen können, wenn die Nadel tief ins Fleisch gebohrt wird. Uns anderen bricht schon der kalte Angstschweiß aus, wenn der Arzt die Spritze bloß in die Hand nimmt. Nun gibt es tatsächlich Ärzte, die uns längst die Injektion gesetzt haben, während wir noch immer auf den Stich warten. Leider auch solche, deren Ordination wir nach verabreichter Spritze auf einem Bein humpelnd verlassen. Oder wir können nach der Zeckenschutzimpfung unseren Oberarm erst nach zwei Tagen wieder schmerzfrei bewegen.

Es kann doch nicht so schwierig sein, eine dünne Nadel so in uns hineinzustechen, dass wir nicht gleich in einen Schockzustand fallen. Gibt es unter den Ärzten etwa zwei Gruppen, die der „Patientenversteher" und die der „Sadisten"? Wir fordern eine Bewertung mit Sternchen, wie sie beim Crashtest bei Autos oder Hotels gang und gäbe ist. Freundlichkeit: 3 Sterne, Einrichtung des Wartezimmers: 4 Sterne, Diagnose: 4 Sterne etc. Bei nur einem oder gar null Sternen in der Kategorie „Spritze setzen" wären wir gewarnt und könnten einem 5-Sterne-Spritzer den Vorzug geben.

Die Angst vor der Nadel ist tief im Menschen verankert. Obwohl sie nicht mehr das ist, was sie einmal war. Waren die früheren Exemplare doch noch kunstvoll geschliffene gigantische Lanzen aus Kruppstahl, die ein münzgroßes Loch in der Haut hinterließen, so sind die heutigen Nadeln ein schmerzmäßiger Klacks. Das sanfte Anrennen an eine Tischkante ist schmerzhafter als der Stich. Zudem muss man als Arzt auch keinen Meineid schwören, wenn man verspricht: „Es wird fast nicht wehtun." Hier spielt uns die Psyche einen Streich, die aus unerklärlichen Gründen etwas dagegen hat, von einem Artgenossen mit einem metallischen Gegenstand durchbohrt zu werden.

So versuchen einige Kollegen, mit Tricks der Spritze die Spitze zu nehmen: indem sie von der Spritze ablenken, einen Witz erzählen, beim Zählen „Auf die Plätze, fertig, los!" bereits beim „fertig" zustechen oder dem Patienten gleichzeitig auf den Fuß treten, um den Schmerz zu kupieren.

Wie jemand auf einen Nadelstich reagiert, ist unterschiedlich, angenehm ist er den wenigsten. Der Hinweis „Es wird nicht wehtun!" kann also nur zum Vertrauensverlust führen und den Arzt als Lügner enttarnen. Zu den Gewinnern zählen oft jene, die unerträgliche Schmerzen prophezeien, die sich dann jedoch nicht bewahrheiten. Und dies kann nur auf die hervorragende Injektionstechnik des Arztes zurückgeführt werden.

Im Normalfall sind weder die Schmerzen noch die abgenommene Blutmenge ein Grund, den Löffel abzugeben. Angst ist also rationell nicht vorgesehen. Lassen Sie sich im Bett verwöhnen: Die schonendste Behandlung erhalten Sie, wenn Sie dem Arzt mitteilen, dass Sie schon einmal bei der Blutabnahme kollabiert sind. Und schon können Sie das Prozedere im Liegen verfolgen, und selbst nachdem alles vorbei ist, werden Sie noch locker 15 Minuten auf der

Bahre verharren dürfen beziehungsweise müssen. Denn wenn der Arzt etwas mit Sicherheit nicht will, dann einen Erste-Hilfe-Einsatz neben der vollen Ordination. Der Nachteil: Sie sollten es nicht eilig haben.

KEINE PANIK VOR DER GEBURT

IHR KINDERLEIN, KOMMET …

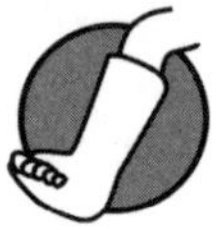

Wir werdenden Eltern stehen vor einem Dilemma: nämlich vor der Art und Weise der Geburt. Im Krankenhaus oder Hausgeburt? Natürlich oder per Kaiserschnitt? Unter unerträglichen Schmerzen oder durch Kreuzstich als unbeteiligte Komparsin? Auf dem Rücken liegend im Bett, hockend auf dem Gebärstuhl oder sitzend im Taxi am Weg ins Spital?

Wir Männer können dazu nicht viel sagen, denn wir müssen ja keine Melone durchs Nadelöhr pressen. Aber wir werden um unsere Meinung gefragt – rein rhetorischer Natur, versteht sich. Wir sollten lieber nichts sagen und einfach nur im richtigen Moment nicken.

Wir Schwangeren holen uns Beistand und Rat lieber bei erfahrenen Müttern und lassen uns üblicherweise von unserem Frauenarzt in der Schwangerschaft und bei der Geburt begleiten. Unser Mann, der Kindesvater, sollte lieber nichts sagen, bevor er einen Blödsinn sagt, und einfach nur im richtigen Moment nicken.

Was aber, wenn die neue beste Freundin, die die Mütter in spe unter uns beim letzten Atemübungskurs kennengelernt haben, davon überzeugt ist, dass die Geburt zu Hause in der Badewanne die einzig wahre Art des Gebärens ist? Immerhin hat sie auf diese Art schon sieben Kinder auf die Welt gebracht. Und ihr Mann hat Räucherstäbchen neben die Zahnputzbecher gestellt und so einfühlsam mitgehechelt, dass die Bambini wie von selbst rausgeflutscht sind.

Warum ist unser Gynäkologe nicht genauso begeistert darüber wie wir (wir Patientinnen und wir Männer, die im richtigen Moment zustimmend nicken)?

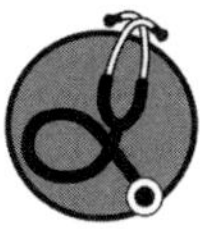

„Keine Geburt gleicht der anderen", hat schon meine klösterliche Lieblingshebamme aus dem Ordenskrankenhaus gesagt. Und die hatte immerhin rund 20.000 Geburten auf dem Buckel. Der Erfahrungsbericht der besten Freundin sagt also über die restlichen 19.999 Arten, Kinder zu bekommen, rein gar nichts aus.

Die gute Nachricht: Wenn's so weit ist, läuft die Geburt in der Regel ohne Komplikationen ab. Da die Medizin jedoch mit Freude den Fokus darauf legt, was alles nicht gut gehen könnte, gilt die Schwangerschaft als Krankheit und die Geburt als Notfall. Und hier beginnt der Stress manifest zu werden.

Dabei soll es doch ein freudiges Ereignis sein. Krankenhäuser haben sich mittlerweile auf die Bedürfnisse der Gebärenden eingestellt. Trotz mangelnden Glaubens an die alternativen Methoden finden sich heute bereits Aromafläschchen, homöopathische Kügelchen oder kleine Buddhastatuen in den modernen, mit pastellfarbenen Wänden ausgemalten Kreißsälen. Gebären müssen die Frauen aber immer noch selbst.

Und selbst wenn sich die Paare bereits bei der Vorbereitung auf die Geburt die Zeitschrift „Schöner kreißen" abonnieren und in den Geburtskliniken des Landes Händchen haltend probeliegen: Unterm Strich bleibt die Tatsache, dass ein Kindskopf durch den Geburtskanal durchmuss – ob nun in der Steppe, in der Hightechklinik oder auf dem Küchentisch. Die Gebärende bekommt spätestens bei der zweiten stärkeren Wehe den sanften Kokosduft und die meditative Musik mit den Walgesängen nicht mehr mit. Auch dem verständnisvollen Kindesvater kann es im Prinzip egal sein, in welchem Ambiente er von seiner geliebten Frau angeschrien wird.

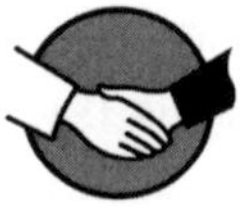

Stürzen Sie sich mit Verve in die weite Welt der Vorbereitung! Zum Glück gibt es eine veritable Industrie, die sich rund um den Geburtsvorgang versammelt und ihr Angebot unterbreitet: Auf Internetseiten, in Sachbüchern und Magazinen wird man in die Materie eingeführt, kann Kurse besuchen, DVDs kaufen, Hebammen testen und plazentafarbige Spezialwannen mit Duftkerzennischen und Champagnerkühlfach bestellen.

Testen Sie alles, lassen Sie sich nichts entgehen, schließlich ist eine Geburt eines der größten Ereignisse, die einem im Leben widerfahren können. Seien Sie aber nicht allzu enttäuscht, wenn sich Ihr Kind so rein gar nicht an die akribisch vorbereiteten Abläufe, die Sie in den vergangenen neun Monaten zusammengetragen haben, hält.

Sehen Sie es von der Seite: Die intensive Auseinandersetzung mit der Thematik vermag gut von den WWW der Schwangerschaft (Warten, Wachen, Wehen) abzulenken!

… ABER BITTE NICHT AM WOCHENENDE!

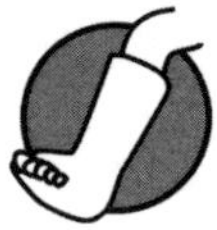

Je näher der Geburtstermin rückt, umso öfter rechnet der Gynäkologe nach. Er wirkt nervös, wenn er im Ultraschall feststellt, dass sich der Kopf schon früher als geplant nach unten gedreht hat, und wird beinahe panisch, wenn die Fruchtblase schon ein paar Tage zu früh zu platzen droht. Er hält Wehenhemmer bereit, und wir glauben natürlich, dass es ihm ein Anliegen ist, wenn das Kind genau am vorhergesagten Datum das Licht der Welt erblickt. Es ist ihm tatsächlich ein Anliegen. Aber nicht weil wir schon die Geburtsanzeigen in Druck gegeben haben, sondern weil er (wie wir später über Umwege erfahren) an diesem Wochenende an einer Segelregatta teilnehmen möchte. Wir überlegen, das nächste Kind doch zu Hause in der Badewanne oder im Taxi zu bekommen.

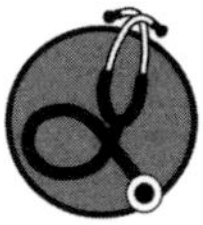

Einer der Nachteile einer natürlichen Geburt ist deren Unberechenbarkeit.

Generell ist die Medizin kein Wunschkonzert, und die meisten Ärzte wissen, dass sich Krankheiten nicht auf die Bürodienstzeiten beschränken. Doch ein wenig neidvoll blicken wir schon auf einige chirurgische Kollegen, die nach einer geplanten Operation das Skalpell fallen lassen, pünktlich das Krankenhaus verlassen und sich dem Dolcefarniente hingeben.

Auch die Geburtshelfer, die zähneknirschend über die Jahrhunderte zur Kenntnis nehmen mussten, dass der Storch kommt, wann es ihm gerade einfällt, erkennen diesen Vorteil und versuchen, den gefiederten Babylieferanten mit Tabletten oder der Öffnung der Fruchtblase mehr oder minder sanft anzulocken.

Seit einigen Jahren erfreut sich auch der geplante Kaiserschnitt großer Beliebtheit. Dass die „Wunsch-Sectio" ein Kaiserschnitt ist, der am Wunschtermin des Gynäkologen stattfindet, darf man jedoch so nicht hinnehmen. Im Vordergrund stehen immer noch das Wohl von Mutter und Kind – und ein bisschen auch vom Arzt.

Ob die Geburt nun ein rein natürliches Ereignis sein soll oder vielleicht doch ein chirurgischer Feiertag, ist wie immer in der wissenschaftlichen Medizin Glaubenssache. Man wirft einander Statistiken an den Kopf, wie gefährlich die jeweils andere Methode ist.

So blicken manche Schwangere voller Freude auf die Entbindung und das Wunder der Geburt hin. Manche schwören jedoch alleine bei der Vorstellung an die bevorstehende Geburt, die kommenden Nachkommen von einer Leihmutter austragen zu lassen.

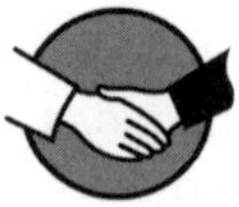

Den Unwägbarkeiten rund um die ärztliche Verfügbarkeit und Befindlichkeit entgeht man durch eine Hausgeburt. – Um sich in die Befindlichkeitsfalle einer Hebamme zu begeben. Es ist nicht erst einmal vorgekommen, dass Hebammen kurz vor dem großen Ereignis in den Mutterschutz ausweichen, weil sie selbst schwanger sind. Es kommt ihnen zwar selten ein Heli-Ski-Abenteuer-Kongress in Alaska dazwischen, aber ein After-Work-Trommeling oder ein Zumbakurs am Wörthersee sind nicht ausgeschlossen. Mit anderen Worten: Hebammen sind wie Ärzte – nur ohne weißen Kittel. Dafür sind sie deutlich spendabler mit Hausbesuchen; speziell bei Hausgeburten sind sie meistens pünktlich, wenn sie nicht gerade in einem Stau stecken.

DARF MAN DEN ARZT BESCHIMPFEN?

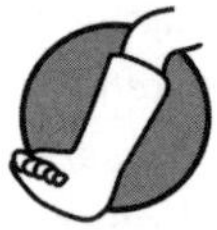

Wir werdenden Väter haben bei Geburten eine höchst undankbare Rolle. Wir können eigentlich nur alles falsch machen. Sagen wir zu unserem von Wehenkrämpfen gepeinigten Schatz, was wir im Geburtsvorbereitungskurs gelernt haben: „Einatmen, ausatmen, ein…“, werden wir angeschrien: „Glaubst du vielleicht, ich weiß nicht, wie man atmet? Was glaubst du, wie ich die letzten 30 Jahre Luft bekommen habe!?!“ Sagen wir nichts, werden wir angeschnauzt: „Um mich ins Bett zu bekommen, hast du damals gar nicht genug reden können! Und jetzt? Jetzt fällt dir nichts ein! Typisch!“ Zwischendurch noch ein paar „Ich hasse dich dafür, was du mir angetan hast!!!“, abwechselnd mit „Bitte halte meine Hand!“ und „Nicht so fest, du Idiot!“. Wir sind nicht zu beneiden. Am liebsten würden wir mit unserem Goldengel tauschen. Nein, nicht wirklich. Lieber wäre es uns, wenn sie den Arzt oder die Hebamme beflegelt. Aber darf sie das?

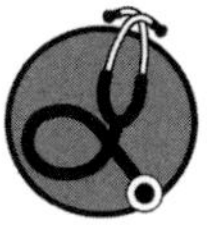

Ja, sie darf! Im Kreißsaal (der wider Erwarten trotz des Namens nicht rund, sondern eckig ist) sollte jede Frau eine Diva sein dürfen. Es kann auch beruhigend für den Partner sein, wenn nicht nur er, sondern auch das Personal sein Fett abbekommt. Stressbedingt kann es auch dazu kommen, dass das Personal schimpft. Meist auf den Mann oder die Gebärende, manchmal auch auf die Kollegen, die Nabelschnur, auf die wieder mal defekten Geräte oder den Europäischen Wirtschaftsraum. Es kann schon recht lustig zugehen bei einer Geburt im Krankenhaus.

Doch es gilt hier dasselbe wie bei durchzechten Nächten in Las Vegas: Was in Vegas passiert, bleibt in Vegas. Und was im Kreißsaal passiert, bleibt im Kreißsaal. Außer dem Baby, das dürfen Sie dann mit nach Hause nehmen. Und den Mann auch. Den sollten die Frauen nicht vergessen. Auch er kann mittlerweile Windeln wechseln!

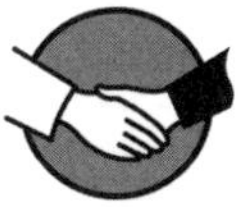

Lassen Sie alles raus, was Sie Ihrem Mann schon immer an den Kopf werfen wollten. Sie können alles auf die Wehen zurückführen. Schimpfen ist eine Möglichkeit, aber kreativer Nutzen im Sinne eines blühenden Bruttosozialproduktes sieht anders aus. Die Energie rund um die Geburt muss man doch auch positiv nützen können.

Denken Sie etwa an die Geburtsanzeige, die nach der Geburt Ihres Babys gleich mit in die Welt gesetzt werden muss. Ein Vorgang, dem Sie sich schon während der Wehen widmen können: Sammeln Sie Namen und Postadressen jener, die vom freudigen Ereignis erfahren sollen, von den Großeltern bis zum Exschwiegersohn der Kellnerin in der Pizzeria in Mallorca.

Versinken Sie in tausend Worten, die das Foto Ihres Kindes begleiten können, von frohlockend bis überglückselig erweist sich die Spannweite der emotionalen Begleittexte als überschaubar.

Mein Lieblingsspruch: „Mit jedem Kind wird eine neue Welt erschaffen!" Knapp gefolgt von dem gendergerechten: „Neun Monate warst du in Mutter, ab jetzt sorgt Vater für das Futter!"

KEINE PANIK VOR DEM AUSZIEHEN

FKK BEIM ARZT

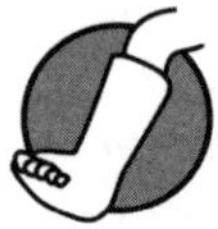

Man muss kein Arzt sein, um zu verstehen, warum der Doktor uns in den Rachen schaut, wenn wir über Halsschmerzen klagen. Wir wundern uns auch keineswegs darüber, dass er unsere Lunge abhorcht, wenn wir stark husten. Doch warum schaut uns der Schularzt in die Unterhose und schickt uns dann ohne weiteren Kommentar wieder aus der Ordination? Um sicherzugehen, dass Günther tatsächlich ein Junge und Gabi auch wirklich ein Mädchen ist?

Warum muss Mann sich bei der Musterung für das Heer nackt ausziehen und sich von einem Weißkittel an die Glocken fassen lassen? Was soll dabei festgestellt werden? Ob wir darin Drogen schmuggeln? Oder erkennt man daran, ob wir gut mit der Flinte umgehen können?

Warum muss sich Frau obenrum frei machen, wenn sie sich ein Laxativ verschreiben lassen möchte?

Wir haben kaum Hemmungen, vor dem Arzt und der Krankenschwester oder sogar auch vor den Augen anderer Patienten im Wartebereich Schuhe und Socken abzulegen, um unseren ekelig eitrigen, eingewachsenen Zehennagel zu zeigen. Aber Hose runter? Ein paar Zentimeter vielleicht, für eine Impfung in den Gluteus Maximus der linken Pobacke. Aber weiter nicht. Ab hier beginnt unsere eigentliche Intimsphäre. Die geht nur uns etwas an – und unseren Sexualpartner oder die Freunde im FKK-Urlaub.

Natürlich sind wir moderne, aufgeschlossene Menschen. Wir wissen alle, wie ein nackter Mensch aussieht. Aber wir wissen auch, dass nicht alle Menschen da untenrum gleich aussehen. Wir wissen nicht, wie das Geschlecht des Arztes oder der Schwester aussieht. Warum sollten die dann sehen, wie wir gebaut sind? Personen in medizinischen Berufen versuchen unser Schamgefühl mit den Zauberworten „Für uns ist das Routine. Wir haben schon wirklich ALLES gesehen" zu besänftigen. Wir würden gerne antworten: „Dann ziehen Sie sich bitte auch aus. Ich habe nämlich (im Internet) auch schon ALLES gesehen." Wir sagen das natürlich nicht und gewähren mit einem leicht geröteten Gesicht einen Blick in unsere Intimzone.

Tatsächlich mag es sonderbar anmuten, wenn man sich in der Ordination aufgrund einer Erkältung in den gefühlten 12 Grad der Umkleidekabine gleich ganz ausziehen muss. Auch die Aufforderung, bei einem Wimmerl am Nasenrücken den Oberkörper zu entblößen, kann vor allem bei weiblichen Patienten in einer Ambulanz, in der ein Haufen mutmaßlich testosteronüberfluteter Ärzte herumläuft, zu Irritationen führen.

Und ja: Es gibt sie, die Ferkel unter den Ärzten. Diese sind aber zum Glück in der Minderzahl. Die meisten Mediziner sehen am Patientenkörper nichts weiter als anatomische Fehlstellungen, Hautausschläge und (bei Privatpatienten) den kommenden eigenen Familienurlaub.

Eigentlich sollte man sich über das Gegenteil beschweren. Nämlich darüber, dass die meisten Ärzte sich eben nicht im Geringsten für Körperteile interessieren, die außerhalb ihres Fachgebietes liegen: ein Orthopäde, dem trotz eingehender Untersuchung des Knies die bedrohliche Venenentzündung am Unterschenkel nicht auffällt; ein Internist, der aufgrund therapieresistenter Beschwerden ein noch stärkeres Schmerzmittel verschreibt, da er das im Rücken steckende Küchenmesser übersieht; ein Hautarzt, der übermäßige Schuppen diagnostiziert, ohne zu bemerken, dass es sich bei seinem Patienten um einen Fisch handelt.

So sollten, nein müssen wir sogar unsere Patienten auch dort ansehen, wo sie es nicht erwarten. Glauben Sie mir, es gibt erfreulichere Betrachtungen als diagnostische Blicke in Intimbereiche, und wir würden es nicht tun, wenn wir es nicht für nötig erachten würden.

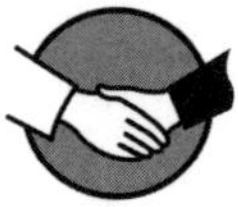

Der alte Trick funktioniert, garantiert! Stellen Sie sich Ihr Gegenüber auch nackt vor. Das nimmt dem anderen dann durchaus die Überlegenheitsposition, die man ihm zuvor noch zugestanden hat. Das klappt aber nur dann, wenn Ihr Visavis nicht ausgerechnet Ihrem Traumpartner sehr ähnlich schaut. Sonst könnte die Situation nämlich endgültig aus dem Ruder laufen …

Dann hilft nur noch, sich den anderen auf dem Klo sitzend vorzustellen.

KEINE PANIK VOR DER DIÄT

TEIL 1: HILFE, ICH BIN ZU DICK!

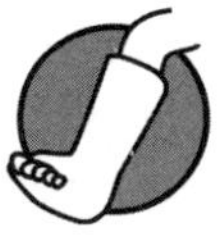

96,5 Prozent von uns haben schon einmal mit ihrem Gewicht gehadert. Meistens fängt es schleichend an. Wir holen zum Beispiel das Ballkleid oder den Smoking aus dem Schrank und stellen mit Verwunderung fest, dass das gute Stück seit der letzten Ballsaison um eine Nummer geschrumpft ist. Verflucht sei die Weihnachtsgans! Wir geben dem Lebkuchen und den Vanillekipferln die Schuld. Mit etwas Glück findet die Schneiderin noch ein paar Zentimeter Stoff rund um den Bund. Wenn nicht, bleibt nur eine mehrtägige Nulldiät, um im Ballsaal die ersehnten Walzerrunden drehen zu können. Allerdings fallen wir nach so einer Rosskur bereits nach dem ersten Glas Sekt vom Sessel und verschlafen die Mitternachtspolonaise, auf die wir uns ein ganzes Jahr lang gefreut haben.

Dieser unglückselige Moment ist aber nur der Auftakt. Quasi ein Wachrütteln. Denn unser eigentliches Problem wird der kommende Sommer sein. Mit unserem neuen Speckgürtel werden wir uns definitiv nicht an den Strand wagen! Wir werden jeden Tag trainieren, um wieder in Form zu kommen. Oder zumindest zweimal die Woche. Auf jeden Fall öfter als bisher. Also ein Mal ist mehr als kein Mal.

Weil das mit dem regelmäßigen Training wegen zu schlechten Wetters, zu guten Fernsehprogramms und zu wichtigen Essenseinladungen nicht so recht hinhaut, müssen wir spätestens Anfang Mai mit einer Diät beginnen. Da es aber bereits Ende Mai ist, haben wir nicht mehr viel Zeit.

Gewicht ist ungesund. Auf diesen Nenner kann man all die gebetsmühlenartig von den Medizinern gehaltenen Predigten von der Ordinationskanzel herab bringen. Heute wissen wir, dass etwa das Bauchfett, der sogenannte abdominelle Sprengstoffgürtel, das größte gesundheitliche Risiko birgt. Da geht es nicht mehr nur um Ästhetik und um die Frage, ob die Badehose nun unter der Bauchfalte eingeklemmt oder oberhalb des Nabels gespannt getragen wird, hier geht es um beinharte Medizin.

Bevor man sich für eine der zahlreichen Diäten entscheidet, raten wir Ärzte, vorerst einmal einen Arzt aufzusuchen, wir empfehlen also selbstlos – uns! Schließlich ist nicht jeder Mensch für eine Diät (Dünne) und nicht jede Diät für Menschen geeignet (Winterstarre).

Wie viel Diät jemand braucht, ist also individuell. Es geht nicht darum, die Zielwerte des Karl-Lagerfeld-Indexes zu erreichen (Idealgewicht = Körpergröße minus Körpergröße), sondern sich wohl in seinem Körper zu fühlen. Es kann auch nicht das Ziel sein, sich wieder in das Herz seines Lebenspartners zu hungern.

Mit den ausgefallensten Diätformen wie der Trüffeldiät, bei der man so viele Trüffeln essen darf, wie man sich leisten kann, oder der Schaltjahrkur, bei der man nur am 29. Februar essen darf, dafür aber so viel man möchte, stehen unsere Patienten, aber auch wir Ärzte vor einer schier unüberblickbaren Angebotspalette.

Und ja: Selbst wir sind von dieser Flut an gut gemeinten Diätempfehlungen überfordert. Wir können daher oft nur lauwarme Bemerkungen abgeben, stammeln dann etwas von „ausgewogen", „Vitaminmangel" oder „ungesunder Crashdiät".

Es bleibt daher letztlich jedem selbst überlassen, wie man die überschüssigen Kilos am besten wieder loswird. Und im Prinzip darf man ja weitgehend alles essen, so man auf Fett, Eiweiß und Kohlenhydrate verzichtet.

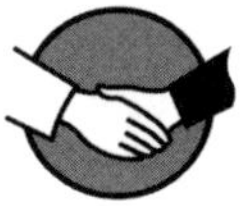

Da es in den Augen der meisten Mediziner ungesund ist, an Übergewicht zu leiden, sollten sie doch hochzufrieden sein, wenn wir derart darunter leiden, dass wir es gerne loswerden wollen. Gleichzeitig scheitern genügend Mitmenschen an diesem gewichtigen Vorhaben. Daraus dürfen wir schließen: Das Ziel ist ambitioniert, die Latte liegt bei vielen hoch – wir benötigen Unterstützung.

„Ich will abnehmen!", ist schnell gesagt. Erst wenn die Bikinifigur auch über Weihnachten hält, spricht man von einer nachhaltigen Wirkung. Dafür empfiehlt sich ein Wandel des Lebensstils, was sich wiederum nur schwerlich mit dem Wörtchen „schnell" verbinden lässt.

Das Gespräch mit dem Arzt darf ausgiebig ausfallen. Schließlich streben Sie eine Win-win-Situation an: Sie gewinnen, weil Sie sich mit weniger Kilo wohler fühlen, und er spart Geld, weil seine Wartezimmermöbel unter geringerem Gewicht weniger abgenützt werden.

SUCH IM BUCH

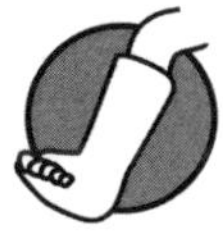

Wir durchforsten die Regale der Buchhandlungen nach vielversprechenden Diätbüchern und blättern die Zeitungen und Magazine nach verheißungsvollen Tipps durch. Das Angebot wohlgemeinter Ratschläge ist riesig. Wir können uns nicht entscheiden, ob wir lieber nur Karotten (hätte den Nebeneffekt, dass wir schon eine gesunde Farbe hätten, ohne noch in der Sonne gewesen zu sein) oder nur Kartoffeln essen sollen. Oder alles, aber nur die Hälfte davon. Wie viel ist die Hälfte von viel? Oder wir können für ein paar Wochen ins Kloster gehen und nur Wasser und alte Semmeln zu uns nehmen. Oder wir suchen professionelle Hilfe.

Zuerst einmal bei einem TCM-Spezialisten. Die Traditionelle Chinesische Medizin soll ja wahre Wunder bewirken. Nach einer Stunde Aufklärung über die Ernährung nach den fünf Elementen (Holz, Feuer, Erde, Metall, Wasser – wie soll man das denn essen?) denken wir bereits ans vorzeitige Aufgeben. Es erscheint uns kompliziert, mit der richtigen Yin-Dosierung von Gurken und Tomaten ein Yang-mäßiges Gleichgewicht zu Trockenobst und Fenchel herzustellen.

BLASS IST DAS NEUE BRAUN

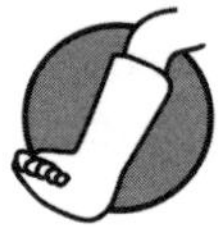

Mittlerweile ist die zweite Junihälfte angebrochen und der Flug ins All-Inclusive-Hotel am kilometerlangen weißen Sandstrand für Anfang Juli gebucht. Bleibt nur noch der Bittgang zu unserem Arzt. Mit verschreibungspflichtigen Appetitzüglern wollen wir die Bikinifigur doch noch erreichen. Der Arzt ziert sich und warnt uns vor den Pillen. Er rät uns, alle Diäten zu vergessen, dafür zu ausgewogener Ernährung und viel Bewegung. Aber wie bitte schön soll sich das in den verbliebenen zwei Wochen bis zum Abflug ausgehen?

Wir werden uns beim Strandverkäufer eine groß geschnittene Tunika kaufen. Die Sonne ist sowieso zu stark, und blass ist das neue Braun.

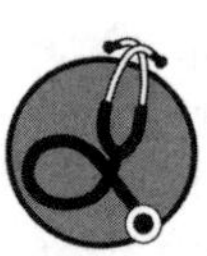

Schön wär's, wenn man mit Pillen, die man vor, nach und zum Essen einnimmt, abnehmen kann. Die Idee ist ja nicht neu. Vor etwa 100 Jahren waren Schlankheitsmittelchen, die versprachen, ohne Sport und ohne Diät abzunehmen, ein Renner. Keine Kunst, da die Therapie darauf

beruhte, Bandwürmer zu sich zu nehmen („Verpackt im Glas, einfach zu schlucken“).

Heute gibt es elegantere, modernere Ansätze, bei denen man versucht, direkt die Hungerzentren im Gehirn auszutricksen. Eleganterweise werden dabei auch gleich Depressionen und Phobien ausgelöst.

Die Entwicklerfirmen drängeln sich in den Wartezimmern der strengen Zulassungsbehörden, die nur gelegentlich eine Schlankheitspille zulassen und schauen, welche lustigen Nebenwirkungen sich im Laufe der Jahre bei den Konsumenten zeigen.

Es leuchtet wohl jedem ein, dass eine gewissenhafte jahrelange Anhäufung von Fettreserven nicht nach vierzehn Tagen vom Tisch ist. Mit solchen Aussagen machen wir uns aber bei den Patienten nicht allzu beliebt. Wer also keine Zeit hat, seinen Lebensstil langfristig zu ändern, weil die Bikinisaison kurzfristig vor der Tür steht, kann sich natürlich auf das Hasardspiel einlassen, im Internet ein Mittel zu bestellen. Aber Vorsicht: Vielleicht ist ja auch hier der Wurm drin!

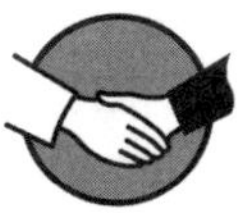

Man kann auch lustig bis lustvoll abnehmen, weiß der Psychologe und Seminarkabarettist Bernhard Ludwig. Unter dem Motto „Humor und Wissenschaft schließen sich nicht aus“ präsentiert er sein „10in2“-Diätprogramm. 10in2 – ein Ess-Tag (1), ein Nicht-Ess-Tag (0) in zwei Tagen (in2). Im Alltag bedeutet das, einen Tag lang so viel wie möglich zu essen, um den nächsten Tag in absoluter Ess-Abstinenz zu verbringen. Genügend zu trinken steht an oberster Stelle, Wasser und ungesüßte Tees sind erlaubt. Apropos Abstinenz: Ein bis zwei Gläschen Wein genießt Ludwig auch an Tagen, an denen er nichts isst.

Dahinter steckt die Idee der Autophagie: Sie besagt, dass der Körper beginnt, sich selbst aufzufressen, wenn er einen Tag lang keine Nahrung erhält. Die Zellen verdauen dann ihre eigenen Eiweiße oder geschädigten Zellorganellen. Als Ergebnis stellt der österreichische Humorprofessor nicht nur Gewichtsverlust, sondern sogar qualitative Lebensverlängerung in Aussicht. Außerdem schwärmt er von der Zeit, die man gewinnt, wenn man sich jeden zweiten Tag weder um das Organisieren von Speisen noch um deren Aufnahme kümmern muss. Wem also jetzt schon oft langweilig ist, dem ist diese Diät nur bedingt zu empfehlen.

TEIL 2: HILFE, SIE SIND ZU DICK!

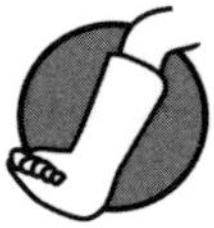

Wir haben da so eine Theorie: Durch das immer größer werdende Ozonloch entweicht Luft. Dadurch verringert sich der Luftdruck auf der Erde und die Körper müssen sich (wie die Verpackung eines Schokoriegels in der dünnen Luft auf einem hohen Berg) zwangsläufig ausdehnen. Dagegen können wir nichts machen. Wir fügen uns in unser Schicksal und kaufen alle paar Monate neue Kleidung in der nächsten Größe.

Unser Arzt hält aber nichts von dieser Theorie und sagt uns unverblümt ins Gesicht, dass wir zu dick sind. Nicht nur, dass er damit unser Selbstwertgefühl ankratzt, er macht uns mit seinen Warnungen auch noch Angst vor gesundheitlichen Risiken aufgrund von Übergewicht.

Auf unsere Frage, was wir nun tun sollen, fällt dem Arzt nichts anderes ein, als uns zu raten, Diät zu halten und mehr Bewegung zu machen. Wenn das so einfach wäre, hätten wir damals in der Ballsaison erst gar nicht dieses Problem gehabt und hätten uns im darauffolgenden Sommer keine Tunika für den Strand kaufen müssen. Lasst euch was Neues einfallen!

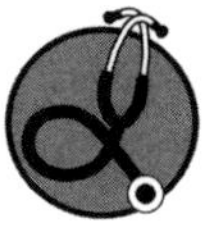

Natürlich kann man sich immer auf äußere Umstände ausreden. Schuld sind die schweren Knochen, diese seltsamen Stoffwechselstörungen oder das völlig verquere genetische Material der Urahnen. Gibt es. Macht aber nicht das Gros der Übergewichtigen aus.

Und was heißt, wir sollen uns was Neues einfallen lassen? Selbst wenn wir heute Gene fänden, die eine Neigung zum vermehrten Essen von stark gesüßten Speisen oder zum vermehrten Sitzen auf stark gepolsterten Fernsehcouchen verursachen – wären wir mit dieser Information zufriedenere Menschen?

Die meisten kennen den Weg zum Ziel. Sie wollen ihren Ärzten aber Schleichwege und Mogelhilfen entlocken. Glauben Sie mir: Wenn wir die kennen würden, hatten wir sie längst schon für uns selbst verwendet.

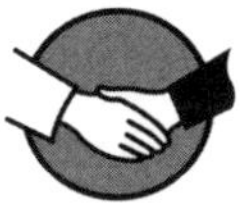

Je größer das Problem, desto Selbsthilfegruppe! Manche Ziele lassen sich in Gesellschaft einfach leichter erreichen. Sport ist gesund und zu zweit macht es auch mehr Spaß. Mit Gleichgesinnten widmet man sich euphorisch dem Nordic Walking oder dem Geländelauf, und plötzlich schafft man Dinge, die allein unmöglich schienen: wie Tandemfahren oder Synchronschwimmen. Auch Tischtennis kann mitunter zu zweit mehr Spaß machen als alleine. Probieren Sie's mal!

KEINE PANIK VOR DEN BEIPACKTEXTEN

MAN WIRD DOCH NOCH FRAGEN DÜRFEN

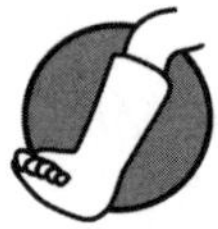

„Zu Risiken und Nebenwirkungen lesen Sie die Packungsbeilage oder fragen Sie Ihren Arzt oder Apotheker." Wenn wir diesen Hinweis aus der Werbung für Arzneimittel befolgen, kann es passieren, dass wir uns den Unmut unseres Arztes zuziehen. Warum reagieren viele Ärzte geradezu allergisch auf unsere Fragen nach den Nebenwirkungen? Bei dem, was da im Beipacktext steht, bekommen wir schon vom bloßen Lesen „Rötungen", „Schwindelgefühl" und „Doppelsichtigkeit". Da ist es doch legitim, dass wir nachfragen, ob das verschriebene Medikament tatsächlich geeignet ist, eine Verbesserung unseres Zustandes herbeizuführen. Man wird doch noch darüber nachdenken dürfen, ob wir das Halsweh gegen Schlafstörungen und Durchfall tauschen möchten.

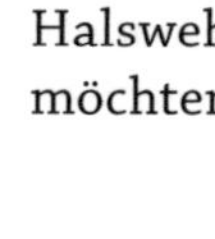

Beipacktexte helfen uns und unseren Freunden aus der pharmazeutischen Industrie, uns rechtlich abzusichern, wenn mal was schiefgeht. Schließlich ist der menschliche Körper keine berechenbare Maschine und antwortet auf normale Behandlungen mit komischen Reaktionen. Je mehr Eventualitäten im Vorfeld bereits genannt werden, desto geringer ist die Wahrscheinlichkeit, dass etwas passiert, was man im Vorfeld nicht schon erwartet hätte. Noch Fragen?

Sollte ein Patient die gelungene Behandlung seiner Alterswarzen mit einem juckenden Ausschlag am ganzen Körper büßen müssen, so finden wir diese Reaktion sicher am Beipackzettel in der dritten Zeile unten, gleich neben „Libidoverlust" und „komisches Leiden, das man nicht so genau beschreiben kann". Da die Patienten heute weitaus klagefreudiger sind und die Konstellation Arzt – Patient – Rechtsanwalt eine beliebte Ménage-à-trois darstellt, dürfen Sie sich nicht wundern, wenn auch wir hier ein wenig vorsorgen.

AUSZUG AUS EINEM HORRORROMAN

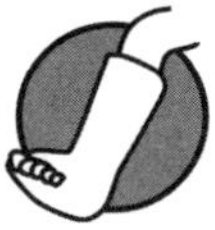

Die Antwort des behandelnden Arztes ist nicht wirklich beruhigend. Will er uns damit sagen, dass der Hersteller der schmerzlindernden und fiebersenkenden Filmtabletten nur frei erfundenes Blabla auf seinen Beipackzettel schreibt? Immerhin ist dieser Zettel so lang wie vier Blätter Klopapier, beidseitig bedruckt in einer winzig kleinen Schrift.

Und da stehen sie auch, die Nebenwirkungen. „Herzversagen" ist Gott sei Dank *sehr selten*. Das bedeutet, höchstens einer von 10.000 Behandelten erleidet einen Herzinfarkt. Übelkeit, Erbrechen und Durchfall sollen hingegen bei jedem Zehnten, also *sehr häufig* vorkommen. Und was bitte bedeutet „geringfügiger Blutverlust"?

Die Liste der Nebenwirkungen ist lang. Auch als *häufig* eingestuft werden Kopfschmerzen, Hautausschlag und Haarausfall. Über die ebenfalls *häufig* vorkommenden Verdauungsstörungen und Blähungen müssen wir uns nicht so viele Sorgen machen, weil wir wegen der ebenso *häufigen* Appetitlosigkeit wahrscheinlich ohnehin nichts essen werden wollen.

Das ist natürlich die Kehrseite der Medaille. Denn selbst wenn wir unseren Schäfchen mit treuherzigem Blick ein wirklich gutes Medikament ans Herz legen, so ist die Wahrscheinlichkeit hoch, dass beim Durchlesen des Beipacktextes sowohl das Vertrauen in die Wirksamkeit der Tabletten als auch in die Wirksamkeit des Arztes schwindet.

Wenn Sie Ihren Arzt seit Jahren konsultieren, gesund geblieben sind und ihm voll vertrauen, vergessen Sie den Beipacktext. Schließlich sind wir ja alle auch kleine Spieler und fordern das Schicksal und die Statistik gern heraus. Einmal bei Rot über die Kreuzung gehen, wenn weit und breit kein Auto zu sehen ist, wird zu keinem Unfall führen … Einmal am verkohlten Würstchen knabbern, wird wohl keinen Krebs anlocken … Einmal die günstigen Potenztabletten aus dem Internet probieren, wird meinem angegriffenen Herzen schon nicht schaden … Hasardeure haben mehr Spaß am Leben. Und nicht alle Draufgänger gehen drauf.

Aber wozu bezahlt man einen Arzt, wenn man sich als Patient nachher nochmals die Mühe macht, um mit der Lupe einen Text zu entziffern, der voll von Drohungen und düsteren Prognosen ist? Ich kenne auch kaum jemanden, der sich im Internet beim Runterladen illegaler Filme die allgemeinen Geschäftsbedingungen durchliest. Das hat schon was Krankhaftes.

Holen Sie sich die Information, die Sie brauchen! Wozu bezahlt man einen Arzt, wenn man sich als Patient die Mühe machen soll, einen Beipacktext zu bewältigen – formal und inhaltlich? Ihr Allgemeinmediziner darf, im Idealfall mit Ihnen, die Medikamente aussuchen und erste Sätze dazu verlieren. Mit hoher Wahrscheinlichkeit wird er aus dem Pool an Tabletten wählen, den er gut kennt. Platt formuliert: Er verschreibt ohnehin immer dasselbe. Er hat seine Evergreens, gespickt mit einer Handvoll Topstars, die wiederholt zum Zug kommen und den Weg in den Schlund des Patienten finden sollen. Das sollte kein Nachteil sein: Aus dieser Situation einer Alltagsstudie heraus, sieht er Erfolge, hat aber auch gelernt, Nebenwirkungen zu erkennen, auf die er bei Bedarf hinweisen wird. Er ist also tatsächlich eine gute Quelle für Information, so Sie nicht zu anspruchsvoll sind und exotische Medikamente einfordern.

Natürlich sollten Pillen nicht als Süßstoff für den Kaffee herhalten, das sagt einem der gesunde Menschenverstand. Aber schließlich stehen (so man nicht in den USA wohnt) auch keine detaillierten Warnhinweise auf anderen gefährlichen Produkten: „Dieser SUV kann Ihnen über den Fuß fahren.“ – „Der vorliegende Pürierstab führt in seltenen Fällen zu hässlichen Veränderungen an den Fingern.“ Oder: „Das Inhalieren des Schokoriegels ist nicht unhäufig *tödlich.“ Nur Medikamente, und neuerdings auch Zigaretten, gelten als gefährlich genug, um in einen verbalen Sicherheitskäfig geschlossen zu werden. Was ein durchwegs schlechtes Bild auf unsere Medikamente wirft.*

WAS STIMMT JETZT?

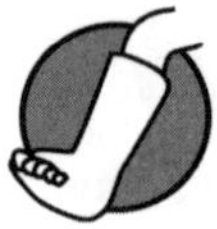

Sollte unser Arzt wirklich recht damit haben, dass das alles ohnehin nicht das (Klo-)Papier wert ist, auf dem es geschrieben steht, stellt sich allerdings noch eine Frage: Auf demselben Papier, auf dem der Hersteller sein eigenes Produkt diskreditiert, steht auch, wofür und wogegen das Medikament wirkt. Und DAS sollen wir dann aber glauben?

Holen Sie sich die Information, die Sie brauchen, aber: Verteilen Sie die Zuständigkeiten. Für vertiefendes Wissen wenden Sie sich, jawohl, wir kennen den Text aus der Fernsehwerbung: an den Apotheker. Ohne den Mediziner herabwürdigen zu wollen: Der Apotheker ist der Spezialist.

Nun sind wir aber nicht am Postamt, wo das Personal tatsächlich nur Packungen über das Pult schieben soll, ohne die Inhalte zu kennen. Der Mensch, der Ihnen ein Päckchen reicht, hat jahrelang studiert. Er weiß sehr viel über die Wirkstoffe, die er übergibt, und will sein Wissen teilen.

Holen Sie sich das Maximum mit Strategie und ein paar Gesprächstipps: Setzen Sie den Redefluss bei Ihrem Gegenüber mit offenen Fragen in Gang (Beispiel: „Wie wirkt das Präparat?“). Bleiben Sie in der Fragestellung nicht zu allgemein, wir wollen keine Schneebretter lostreten, die Informationslawinen auslösen (Beispiel: „Trägt die Pharmazie zur globalen Erwärmung bei und was kann man als mündiger Bürger dagegen tun?“).

DER MEDIKAMENTENFRIEDHOF

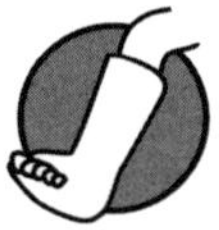

Wir holen uns das Medikament aus der Apotheke und nehmen die erste empfohlene Dosierung. Natürlich können wir in der ersten Nacht nicht schlafen, weil wir Angst haben, den Herzinfarkt zu verpassen oder dass an irgendeiner Stelle unseres Körpers ein Blutverlust einsetzt. Wir hören die ganze Nacht in unseren Körper hinein und stehen morgens unausgeschlafen vor dem Spiegel und zählen unsere Haare nach.

So kann es nicht weitergehen. Daher machen wir das, was die meisten Patienten tun. Wir legen die angebrochene Packung zu den anderen angebrochenen Medikamentenschachteln in eine Lade. Wer weiß, vielleicht kann man sie noch mal brauchen. Aber ab jetzt vertrauen wir auf die Selbstheilungskräfte unseres Körpers. Die Zeit heilt ja bekanntlich alle Wunden. Und bei den nächsten Beschwerden, die so sicher kommen werden wie schlechtes Wetter an Wochenenden, werden wir wieder unseren Arzt aufsuchen und uns ein heilendes Mittel verschreiben lassen. Vielleicht werden wir dann seinem Rat folgen und den Beipackzettel NICHT lesen.

6 DR. WER?

DR. GOOGLE

HELDEN BRAUCHEN KEINEN ARZT

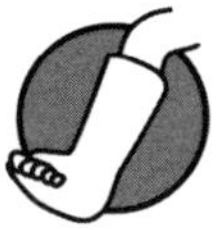

„Ich geh doch nicht wegen jeder Kleinigkeit gleich zum Arzt!“ Manche von uns lassen mit diesem heldenhaften Ignorieren von Beschwerden und dem selbstbewussten Vertrauen auf ihre Selbstheilungskräfte uns andere, die wir schon wegen harmloskleiner roter Flecken am Bauch den Arzt aufsuchen, als Memmen dastehen. Es drängt sich allerdings der Verdacht auf, dass dies nichts mit Heldentum zu tun hat, sondern eher mit der Angst vor einer Diagnose, die nach einer Behandlung verlangt (womöglich mit einer Spritze!!!).

Wie auch immer. Auch wir, die sogenannten „Helden“ unter uns, interessieren uns sehr wohl für – zum Beispiel – diese roten Flecken auf unserem Bauch.

PANIK AUS DEM WWW

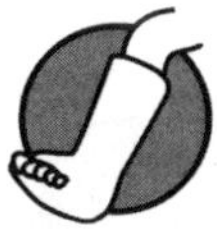

Also fragen wir Dr. Google. Wir geben im Internet den Suchbegriff „Symptom rote Flecken Bauch“ ein, und in Sekundenschnelle können wir wählen, ob wir an einer Pilzinfektion, einer Entzündungsreaktion der Haarfollikel bzw. an einer Verstopfung der Schweißdrüsengänge, einer Nickelallergie oder einer Gürtelrose leiden. Seriöse Ratgeber in den diversen Foren geben einen wirklich guten Rat: „Suchen Sie unbedingt einen Arzt auf!“ Danke, darauf wäre ich nicht gekommen!

Wir Ärzte hassen Dr. Google. Nicht nur, dass er den Markt ruiniert als 24 Stunden greifbarer und noch dazu umsonst arbeitender Kollege, er bringt uns auch ziemlich in Bedrängnis.

Denn Patienten wissen meist bereits im Vorfeld genau über ein komisches exotisches Leiden, das keine Sau interessiert, Bescheid und beschämen uns mit unserer mangelnden Sachkenntnis.

Zudem googeln sich die Patienten krank. „Cyberchondrie" nennt sich dieses psychiatrische Krankheitsbild. Denn wie man ins Internet hineinruft, so schallt es heraus. Die Patienten geben nicht nur die Beschwerden ein, also etwa die „roten Flecken am Bauch", sondern sie googeln ihre Befürchtungen gleich mit dazu: „rote Flecken am Bauch" plus „Tumor" plus „Tod"! Da braucht man sich nicht zu wundern, was da rauskommt.

Probieren Sie das ruhig einmal aus! Geben Sie „Heiserkeit" plus „gefährlich" ein! Die ersten Suchergebnisse können Sie getrost überspringen, also „heisere, geile Hausfrauen warten auf Dich", aber dann geht es schon los: Siechtum, Ableben und schlechtes Karma für die nächsten fünf Leben.

Ausbaden müssen wir die Sache. Und unseren Patienten erklären, dass nicht alles, was im WWW existiert, sich automatisch auch in ihrem Körper befindet.

Das World Wide Web tritt den Beweis an, dass nicht nur Papier geduldig ist. Mittlerweile gibt es auch „echte Ärzte" im Internet, die Patienten online behandeln. Was für die Ärzte in den realen Ordinationen eine offene Kampfansage ist, kann für Patienten praktisch sein. Zurzeit spezialisieren sich die Seiten zwar noch auf Erektionsstörungen, Verhütung oder Schamhaarausfall, eine umfassendere Betreuung auch für ernstere Symptome wie hängender Busen, kleiner Penis und Akne ist jedoch in Planung.

Per Webcam kann man dann die Pusteln am Hinterteil herzeigen; wenn man sie verschluckt (die Webcam, nicht die Pusteln), lässt sich sogar der Magen inspizieren. Und das Beste: Die Therapie kann zu Hause ausgedruckt werden – gleichzeitig mit der Rechnung. Mit den beiden Schriftstücken können Sie abwechselnd Ihre Sozialversicherung und Ihren Hausarzt provozieren.

BESTENS VORBEREITET

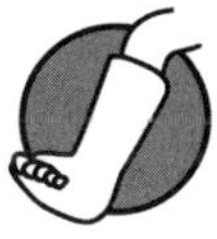

Wir gehen also zum Arzt, aber diesmal nicht unvorbereitet. Dieses Mal ziehen wir nicht unser Hemd oder die Bluse hoch und zeigen mit einem Fragezeichen in den Augen auf die roten Flecken. Triumphierend können wir dem Arzt schon mal eine kleine Auswahl an Diagnosen anbieten, um ihm die Arbeit zu erleichtern. Es ist wahrscheinlich eine Pilzinfektion, eine Entzündungsreaktion der Haarfollikel bzw. eine Verstopfung der Schweißdrüsengänge, eine Nickelallergie oder eine Gürtelrose. Mit einer an Arroganz grenzenden Überheblichkeit ignoriert er unsere Vorarbeit und gibt uns ein Gel gegen Mückenstiche. Ärzte sind so undankbar!

Geben Sie Ihrem Arzt eine Chance, suchen Sie den Weg zur Koexistenz. Der aufgeschlossene Arzt von heute weiß, dass es das Internet gibt, und wird auch selbst dort den einen oder anderen Hinweis für sein Wirken suchen. Bitten Sie ihn, Ihnen ausgewählte Websites zu empfehlen – nicht die mit den Segeljachten. Im Gegenzug können Sie ihm ja auch ein paar wirklich scharfe Internetadressen verraten und ihm versprechen, dass Sie ihn weiter aufsuchen werden: leben und leben lassen.

DR. BRINKHOUSE

ES WAR DER HAUSMEISTER

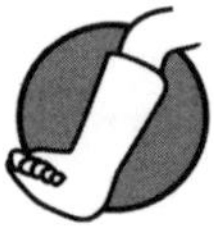

Unsere Krankheit ist einfach nicht diagnostizierbar. Heerscharen von Ärzten sind bereits daran gescheitert. Das Fieber ist nicht unter Kontrolle zu bringen und das Blutbild wird von Tag zu Tag schlechter. Wir sind dem Tode geweiht. Alle haben uns aufgegeben. Alle? Nein, Dr. T. E. Levision hat einen Verdacht, wo der Infekt herrühren könnte. Schuld war der Drogen schmuggelnde Hausmeister. Nach nur 90 Minuten sind wir wieder auf dem Wege der Besserung und der Hausmeister wird verhaftet.

Wir können wieder feste Nahrung zu uns nehmen und schaukeln in einer Hängematte auf der Terrasse mit Blick aufs Meer, eingerahmt von sich im sanften Wind wiegenden Palmen. Eine sehr junge, sehr schöne Ärztin im Bikini mit einem durchsichtigen Tuch um die Hüften trinkt mit uns eine Piña Colada im goldorangen Licht der untergehenden Sonne. Es ist so schön, Patient zu sein.

Mit dem Hinweis, dass dieses Waschmittel selbst weiße Wäsche bunt macht oder dass dieses Auto beim Parken weniger Benzin verbraucht oder dass wir mit diesem Schnupfenmittel Zwillinge bekommen, werden wir auf der Fernsehcouch aus unseren Träumen gerissen.

SCHÖNER, NETTER, LUSTIGER

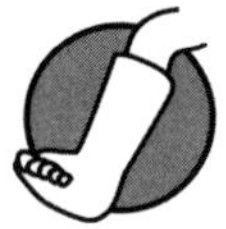

Die Tür schwingt auf und eine Gruppe Ärzte – ein Schönling mit Zahnpastalächeln, eine Blondine mit wehendem Haar, ein afroamerikanischer Typ, eine bildhübsche Asiatin und ein auf intellektuell machender Brillenträger – stürmt in Zeitlupe auf uns zu. Wir sind gerettet. Bevor wir noch wissen, warum wir eigentlich in der Notaufnahme sind, wird uns gesagt, dass wir blöd wären, unser neues Fernsehgerät woanders zu kaufen, und dass wir uns diese neue Creme ins Gesicht schmieren sollen, damit wir uns nicht so alt fühlen, wie wir aussehen.

Was haben „Die Schwarzwaldklinik", „Dr. House", „Grey's Anatomy", „Scrubs" oder „Klinik unter Palmen und auf den Almen" mit der unsere Lieblingsserien unterbrechenden Werbung gemein? Sie gaukeln uns etwas vor.

Wer von uns schon einmal – als Patient wohlgemerkt! – mit seiner Ärztin im Bikini respektive mit George Clooney im Stringtanga einen Cocktail unter Palmen geschlürft hat, schicke bitte ein Beweisfoto an den Verlag. Wir verlangen jetzt nicht, dass die Ärzte in Zeitlupe durch die Spitalsgänge laufen oder Kriminalfälle lösen. Aber wir wünschen uns, dass sie sich genauso intensiv und einfühlsam um uns kümmern. Sie sollen uns das Gefühl geben, dass sie eigentlich nur für UNS Arzt geworden sind. Verbrechen müssen sie nebenbei nicht aufklären. Das lenkt zu sehr ab.

Die beschriebenen Ärzte diverser TV-Serien haben alle einen großen Vorteil: Sie sind keine Ärzte. Würden wir stündlich von einem Maskenbildner nachgeschminkt und mit warmen Farben statt mit spitalstypischen Neonröhren angeleuchtet werden, so würden wir besser aussehen. Und würde uns ein Drehbuchautor statt des harten Spitalslebens die Worte in den Mund legen, so wären wir zweifelsfrei auch schlagfertiger.

Dabei sind Arztserien mittlerweile gar nicht so schlecht recherchiert. Die Handgriffe sind perfekt einstudiert und auch die Problematiken von Überforderung, Burn-out oder Fehldiagnosen werden behandelt. Aber alles in HDTV und mit einer Schlusspointe oder zumindest einem Cliffhanger, also einem spannenden Moment, auf dessen Auflösung man bis zur nächsten Folge warten muss. Im realen Spitalsalltag ist ein Cliffhanger meist ein unvollständig ausgefülltes Datenblatt, das erst am nächsten Tag fertiggestellt wird. Es kann zwar all das passieren, was bei den Fernsehkollegen auch passiert, aber meist in einem halben Jahr, nicht in einer halben Stunde: Wenn ein 30-jähriges Model reanimiert wird, während ein Geiselnehmer den Gehirnchirurgen zwingt, einen Mafiaboss den Frontallappen im Gehirn zu entfernen, worauf die Anästhesistin dem Assistenzarzt einen Heiratsantrag macht, bevor sie selbst einen epileptischen Anfall bekommt und der Operierte frühzeitig erwacht. Na klar, hab ich selbst auch schon alles erlebt, aber nicht alles auf einmal!

Patienten sollten sich darüber freuen, dass ihnen in der Realität eines Krankenhauses ein professionelles Team gegenübersteht und nicht ein tablettensüchtiger Haudegen, der sie zum Spaß mal von oben bis unten aufschneiden lässt, um zu sehen, was sie haben. Und Hand aufs Herz: Spätestens bei Formulierungen wie „Sie müssen jetzt stark sein!“ oder „Patienten sind mein Leben und mein Leben ist so kostbar wie mein Augenlicht“ wünschen Sie sich den nüchternen Arzt herbei, der Ihnen wortlos die Spritze in den Oberarm rammt.

Fernsehen hat offensichtlich neben den bekannten Wirkungen Information, Unterhaltung und Schlafmittel auch Nebenwirkungen anzubieten. So sorgt es anscheinend für Verunsicherung im medizinischen Alltag.

In Italien beschwerte sich Annalisa Silvestro darüber, dass in „Scrubs“, „Grey’s Anatomy“ und „Emergency Room“ viele sachliche Fehler dargestellt werden und die Zuschauer damit einen verfälschten Blick auf die Medizin erhalten. Da mokiert sich keine enttäuschte Patientin, sondern die Präsidentin der Nationalen Vereinigung der ärztlichen Universitäten. Und das seriöse British Medical Journal veröffentlichte eine spanische Studie, die allen Ernstes das Aussehen von Chirurgen mit dem von Allgemeinmedizinern verglich. Unter 24 Ärzten mussten Frauen Attraktivitätspunkte vergeben: Die Chirurgen gewannen deutlich. Das Ergebnis wurde vom Chirurgenverband sofort in Stein gemeißelt, potenzielle Vergleichsstudien auf die nächsten einhundert Jahre untersagt.

Was lernen wir daraus? Ärzte haben offenbar genug Zeit, den Fernseher anzuwerfen, und auch das Bedürfnis, in Parallelwelten zu versinken. Und wenn die Klischees rund um das medizinische Personal so nah an der Wirklichkeit vorbeischrammen, kann man dann das Nämliche für die Patientenschaft vermuten?

Wenn ja, dann sollten wir uns mehr mit den Personen zwischen den Kollegen Brinkmann, Cox und House beschäftigen: den Patienten. Wie werden sie medial dargestellt? Wenn sie am Ende geheilt entlassen werden? Oder zumindest den behandelnden Arzt heiraten?

Es bleibt in jedem Fall die Forderung nach einer Patienten-Serie: „Patient Nummer 314 unter Palmen“, „Wartezimmer Bülowbogen“ oder „Hoffen auf Doctor-House-Besuch“ versprechen Straßenfeger zu werden.

DR. FOGORVOS

EINE KRONE UND HUNDERT STANGEN SALAMI

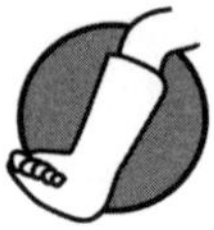

Nach vielen Monaten lacht Britta endlich wieder und fletscht dabei ihre weißen Zähne. Bernd zieht mit den Zeigefingern seine Mundwinkel weit auseinander und gewährt einen Blick auf seine neuen Backenzähne, dabei würgt er: „Ha hi i Huha hache lahe.“ (Für all jene, die das jetzt nicht verstanden haben: „Habe ich in Ungarn machen lassen.“) Bernd und Britta sind Zahntouristen. Wie so viele andere Deutsche und Österreicher lassen sie sich ihr Gebiss in Ungarn reparieren. „Die dortigen Fogorvos (ungarisch für Zahnarzt) arbeiten nicht nur wesentlich billiger, sondern haben mittlerweile auch einen sehr guten Ruf“, sagen Bernd und Britta. Und mehr als die Hälfte der lustigen Partyrunde nickt zustimmend und reißt zum Beweis den Mund auf. Ein paar von uns pressen verschämt die Lippen zusammen und überlegen laut, ob wir nicht auch nach Györ oder in einen anderen grenznahen ungarischen Ort fahren sollten. Durch die Lücken links oben und rechts unten ersparen wir uns nicht wirklich so viel Zahnpasta, um uns demnächst ein Implantat von einem heimischen Zahnarzt leisten zu können. Wir reden immerhin von plus / minus ein paar Tausend Euro! Von dem, was wir uns in einer ungarischen Zahnarztpraxis sparen würden, gingen sich locker noch einige Hundert Stangen Salami aus.

„Auf keinen Fall!“, quetscht ein Leidensgenosse mit schmalen Lippen hervor. Seine Sorge gilt weniger seinem Vertrauen in die Qualität des ungarischen Handwerks.

Vielmehr fürchtet er sich vor den Konsequenzen seines Haus-und-Hof-Zahnmeisters. Wie würde dieser reagieren, wenn der Patient, dem er seit Jahren die Notwendigkeit einer Komplettrestaurierung ans Herz legt, plötzlich mit einem Hollywoodgebiss zur Kontrolle (auf Kasse!) käme? Die Rache eines enttäuschten Zahnarztes möchte man sich in seinen schlimmsten Albträumen nicht ausmalen!

Was also tun? Weiterhin nicht lachen und Kartoffelpüree essen? Oder eine Hypothek aufnehmen? Oder unter dem Vorwand, Salami zu kaufen, nach Ungarn fahren?

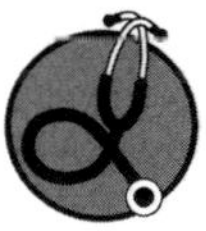

Wenn einer eine Reise tut ... Die Versuchung ist natürlich groß, zu einer Behandlung in ein fremdes Land zu fahren. Nicht nur für Patienten. Auch Krankenkassen haben bereits erkannt, dass es anderswo weitaus günstiger ist. Und in manchen europäischen Ländern schicken sie ihre Versicherten bereits großzügig finanziell unterstützt nach Thailand für ein neues Hüftgelenk.

Andere Länder entwickeln sich schließlich ebenfalls weiter und sind meist unseren Klischeevorstellungen von Kliniken unter Palmen, die Operationen mit harten Kokosnüssen (zur Vollnarkose), scharfen Muscheln (zum Bauchschnitt) und Zuckerrohrschnaps (zur Desinfektion der Wunde und Beruhigung des Chirurgen) durchführen, entwachsen. Vielmehr handelt es sich durchaus um Krankenhäuser, die auch aussehen wie Krankenhäuser und perfekte Hüftoperationen durchführen können, jedoch mit dem Unterschied, dass das Personal freundlicher und die Krankenzimmer hübscher sind. Das sollte zu denken geben.

Aber was nützt der günstige Einsatz eines neuen Hüftgelenkes, wenn man zur Nachkontrolle ein paar Wochen später wieder um die halbe Welt reisen muss? Oder wenn die Gebrauchsanleitung für den in Fernost implantierten Herzschrittmacher auf Taiwanesisch ist? Ganz zu schweigen von Komplikationen.

Dann stehen unsere Schäfchen wieder reumütig in unserer Ordination. Zwar mit neuen Gelenken, Zähnen oder Spenderorganen unbekannter Herkunft, aber sonst ziemlich bedient.

Man sollte hier modern denken und lieber regionale Produkte und Dienstleistungen von heimischen Ärzten in Freilandhaltung in Anspruch nehmen.

Die Welt ist ein Dorf, wie schon der Volksmund sagt, und das Stichwort vom „Global Village" geistert nicht nur durch das Internet. Daraus ergeben sich Vorteile: Die Auswahl steigt. Gleichzeitig brauchen wir mehr Zeit, um weltweit Vergleiche anzustellen. Die Vorbereitung dauert länger: Sie müssen Ihr Leiden nicht nur in Latein benennen können, sondern auch noch in Ungarisch, Tschechisch und Chinesisch.

Darüber hinaus könnten Sie vor Ort auf Kurioses stoßen:

- Preisvereinbarungen: Tatsächlich kostet die Gebisssanierung nur 99,90 Euro, die Betäubung vor der Zahnextraktion ist allerdings nicht unter 5000 Euro zu haben …
- Informationsaustausch: Die Folder, die in der Praxis aufliegen, sind von Computerprogrammen ins Deutsche übersetzt, die für ihren unfreiwilligen Humorgehalt berüchtigt sind …
- Lage der Klinik: Zwischen dem Fischrestaurant und dem Schlachthof entsteht ein Potpourri an Gerüchen und Geräuschen, das den Anblick des Friedhofs vor dem Fenster passend untermalt …
- Äußere Ähnlichkeit des Arztes mit ihrem Exmann: Womit zu den realen Zahnschmerzen auch noch die Seele zu leiden beginnt …

Stellen Sie sich dazu unbedingt die Frage: Sind Sie unter diesen Umständen bereit, abzubrechen und den Trip als Tagesausflug abzuhaken?

DR. DOOLITTLE

MEIN MEERSCHWEINCHEN IST AUCH NUR EIN MENSCH

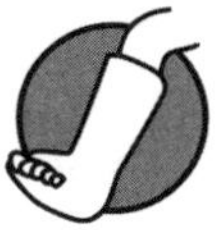

Im Biologieunterricht haben wir gelernt, dass alle Säugetiere im Prinzip gleich aufgebaut sind. Sie besitzen alle ein Herz, eine Lunge, eine Leber und alle weiteren zum Leben notwendigen Organe. Der Mensch, der Hund, das Meerschweinchen. Alle ein und dasselbe. Mehr oder weniger. Warum sollen wir mit Rosi, unserem Rosettenmeerschweinchen, zu einem teuren Tierarzt gehen, wenn wir es auch auf Kasse behandeln lassen können? Wir schmuggeln es einfach in unserer Manteltasche in die Praxis unseres Hausarztes. Wenn der Arzt mit seiner Mundspatel unseren Hals inspiziert, kann er doch gleich auch mit der Büroklammer in Rosis Rachen schauen. Und wenn unser Schäfermischling Rex hustet, dann kann das doch keine andere Ursache haben als unsere Bronchitis. Lunge ist Lunge. Okay, Rex raucht nicht zwei Päckchen Zigaretten pro Tag wie wir, aber ob der Arzt jetzt ein Rezept für ein oder zwei Päckchen der Medikamente ausstellt, kann ihm doch egal sein.

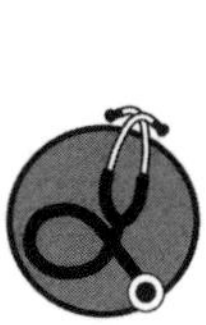

Der Unterschied zwischen den einzelnen Säugetieren ist tatsächlich nicht allzu groß, und wenn Sie mit Ihrem felllosen Afghanischen Windhund zu einem Hautarzt kommen, wird ihm gar nichts Sonderbares auffallen.

Aber die Spezies Mensch hat schon ihre Eigenarten, die eine gesonderte Ausbildung erfordern. Würden Sie umgekehrt den

Veterinär Ihres Vertrauens bitten, Sie kurz mal mitzubehandeln, so kann es durchaus passieren, dass Sie sich am Ende des Tages mit kupiertem Schwanz, kastriert und gegen Staupe geimpft in einer Aufwachbox wiederfinden. Vor allem, wenn dem Tierarzt Ihre Nase nicht kalt genug war.

Sollten Sie auf die Idee kommen, Ihren kranken Wellensittich unauffällig beim nächsten Lungenröntgen auf die Aufnahme zu schmuggeln, seien Sie versichert, dass dieser plumpe Versuch, Kosten zu sparen, auffliegen wird. Am Bild ist klar zu erkennen, dass Sie einen Vogel haben!

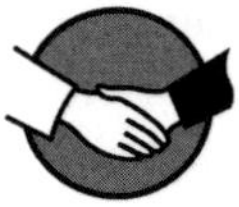

Die Wirklichkeit zeigt, dass Tiere zwar oft mit unserer Gesundheit zu tun haben, in den meisten Fällen allerdings zu ihrem Schaden. Da muss man gar nicht auf die Tierversuche verweisen. Hühnersuppe erweist sich im Kampf gegen Erkältung als wahrer Renner, sie ist aber weniger geeignet für Vegetarier und schon überhaupt nicht für Hühner.

Mit den richtigen Argumenten können Sie Ihren Vierbeiner durchaus in die Ordination mitnehmen: Manche Hunde teilen bereits Tisch und Bett mit ihren menschlichen Gefährten, der gemeinsame Arzt ist der logische nächste Schritt. Schließlich waren ja oft beide, Mensch und Tier, stundenlang gemeinsam im Regen unterwegs, haben von derselben Quelle getrunken und vom selben Stück Fleisch gegessen.

Wetten, dass bald ein innovativer Arzt mit Herz diese Marktlücke entdecken wird? Aber höchstwahrscheinlich nicht die Krankenkassen.

DR. BEAUTY

BIN ICH WIRKLICH SO HÄSSLICH?

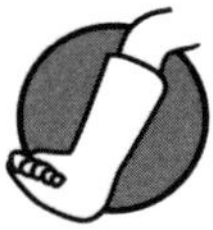

Brüste wie Pamela, eine Taille wie eine Wespe und Lippen wie ein Schlauchboot. Alles machbar, der Schönheit sind keine Grenzen gesetzt. Wenn man allerdings in den diversen Dokusoaps im Fernsehen gesehen hat, mit welcher Brutalität das Fettabsaugen vonstattengeht, wie die Silikonkissen in die Brüste gequetscht werden, wie die Nase für eine Korrektur erst mal gebrochen wird, als würden die beiden Klitschko-Brüder gemeinsam zuschlagen, oder beim Lifting so viel Haut abgezogen wird, um damit ein Auto mit Ledersitzen auszustatten, ist es ein Wunder, dass überhaupt noch jemand zu einem Schönheitschirurgen geht. Aber es geschieht ja alles unter Narkose, und nachher ist man wieder rank und schlank und jung und schön.

Männer haben im Gegensatz zu Frauen eine höhere Toleranzschwelle, was die Selbstkritik betrifft. Sie halten es mit Friedrich Torbergs „Tante Jolesch“: „Was ein Mann schöner is wie ein Aff, is ein Luxus.“ Bei Frauen hingegen lösen die entzückenden Lachfältchen in den Augenwinkeln Panik aus. Diese „Krähenfüße“ müssen weg. Beim Facharzt für ästhetische Chirurgie finden die Patientinnen ein offenes Ohr. Was sie allerdings zu hören bekommen, kann – sagen wir es einmal vorsichtig – frustrierend sein. Es beginnt mit einer höflichen Begrüßung und ein paar aufmunternden Komplimenten. Kein Problem, das nicht zu lösen wäre. Ein kleiner Schnitt hier, einer da und ihre eigene Tochter wird eifersüchtig werden. Aber wenn sie schon mal da sind, da könnten wir auch gleich die herunterhängenden

Wangen ein bisschen anheben und den schlaffen Kehllappen straffen. Den schmalen Lippen geben wir neue Fülle und den Hängebusen machen wir wieder herzeigbar. Botox gegen die Stirnfalten geht aufs Haus. Und wenn wir die Reiterhosen abgesaugt haben, passen sie wieder in eine echte Größe 36.

Diese Offenheit des Arztes ist sicher für jede Frau eine Wohltat. Endlich weiß sie, wie unansehnlich sie ist. Da kommt es auf die Krähenfüße eigentlich auch nicht mehr an.

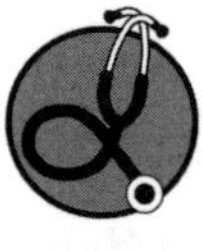

Schönheit liegt im Auge des Betrachters. Manchmal liegen die Betrachteten aber zuvor auf dem Operationstisch, um sich in den Händen der plastischen Chirurgen ein wenig formen zu lassen. Über die Ergebnisse lässt sich streiten, und es ist nicht jedermanns Sache, aus Po-Implantaten und Silikonbrüsten zu bestehen, vor allem, wenn Sie ein Mann sind.

Dass die Kollegen natürlich nichts dagegen haben, gewisse Körperteile zu optimieren, kann man ihnen nicht vorwerfen. Es ist schließlich ihr Brotberuf. Und wenn Sie einen Kuchen beim Zuckerbäcker Ihres Vertrauens erwerben wollen, so wird er Ihnen diesen auch ohne Skrupel verkaufen und Ihnen nicht davon abraten, da dieser Kuchen eigentlich gar nicht gut für Sie ist.

Klar, manchmal wird schier Unmögliches versprochen, wie aus einem unansehnlichen Mitteleuropäer den Hollywood-Look herausmeißeln zu können. Wenn man die Oberweite um 24 Körbchengrößen upgraden oder eine durchaus ansehnliche Nase dreimal gerade biegen und an den Wangenknochen antackern will, so schießt man sicher übers Ziel hinaus.

Die Schönheitschirurgen von heute haben sich aber mittlerweile selbst einem ethischen Kodex verordnet, der solche Vorgehensweisen verpönt. Wobei es nach wie vor im Ermessen des Arztes liegt, was nun ethisch noch akzeptabel ist. Botoxpartys im Kindergarten sind es sicher nicht. In der Grundschule kann man darüber reden.

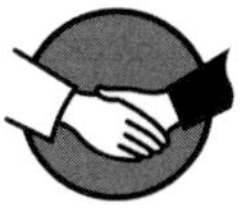

Mediziner haben durchaus ein interessantes ästhetisches Empfinden: Voller Begeisterung kann ein Hautarzt vor einem in allen Farben leuchtenden Hautausschlag hüpfen, der Chirurg von einem „wunderschönen Gallenstein" schwärmen oder der Gastroenterologe mit glänzenden Augen ein Stuhlhäufchen betrachten.

Eine ähnliche kindliche Freude entsteht beim Schönheitschirurgen: Er sieht das medizinisch Machbare im Vordergrund, dem er sich liebend gerne widmen würde. So mancher sieht auch das finanziell Machbare, mit einem Seitenblick auf seine Garage. Die schnellen, flachen roten Autos, die vom Schönheitschirurgen erworben werden, sind leider ein Klischee, das Hand in Hand mit der Realität durchs Leben schreitet.

Schönheit ist schwer objektivierbar, ihr Begriff ändert sich im Lauf der Zeit und das immer rasanter. Was nach dem Frühstückskaffee noch der letzte Schrei war, ist beim Fünfuhrtee schon wieder mega-out. Inklusive der Klassifizierungen „der letzte Schrei" und „mega-out".

Also, überlegen Sie in aller Ruhe: Sind Sie tatsächlich so verunstaltet, dass es sich lohnt, unter das Chirurgenmesser zu schlüpfen? Selbstwert ist ein hohes Gut, in das es sich zu investieren lohnt. Ein Lebensberater oder ein Psychologe kann da mitunter mehr erreichen und nachhaltigere Erfolge mit Ihnen erreichen als ein plastischer Chirurg.

Außer Sie haben abstehende Ohren.

DR. FENG UND MR. SHUI

IST MEDIZIN, DIE IN DER SCHULE WAR, GEBILDETER?

Wenn bei unserem vierrädrigen Liebling die Ölwanne undicht ist, nützt es nichts, wenn die Werkstatt den Auspuff wechselt. Obwohl das an und für sich eine klare Sache ist, soll es schon vorgekommen sein, dass es versucht wurde. Ratlosigkeit ist ja nicht nur bei Ärzten weitverbreitet. Aber auf keinen Fall schickt uns der Mechaniker zu einem Alternativ-Autoversteher, der ein Büschel Kräuter auf die Motorhaube legt und Räucherstäbchen hinter die Scheibenwischer steckt. Das tut unser Arzt auch nicht. Für unseren Schulmediziner sind Kollegen, die nach TCM (nicht zu verwechseln mit den wirklich praktischen Produkten bei Tchibo wie Kuscheldecken, Teelichter, Allzweckscheren und Thermolaufsocken), also nach der Traditionellen Chinesischen Medizin, arbeiten, mehr als suspekt. Er gibt uns das Gefühl, dass er uns in die Hände eines Chinalokalbetreibers geben würde, der uns mit einer Frühlingsrolle und Jasmintee von dem zu befreien versucht, was unser Arzt bis jetzt (erfolglos) mit den Segnungen der Pharmaindustrie bekämpft hat. Quasi ein traditionell chinesisches Mittagsmenü.

LIEGT UNSERE LEBER FENG-SHUI-MÄSSIG RICHTIG?

Allerdings müssen wir schon sehr aufgeschlossen sein, dem Schlürfen von verschiedenen Teemischungen zu vertrauen, um dieses hartnäckige

Fieber oder die stechenden Schmerzen loszuwerden. Aber Glaube ist die halbe Miete. So viel kann es nämlich kosten, wenn wir, dem Rat des TCM-Arztes folgend, die Tees und Kräuter im einzigen vertrauenswürdigen Spezialgeschäft der Stadt kaufen. Da wir aber dem anderen, dem uns Unbekannten, offen gegenüberstehen, lassen wir uns darauf ein. Der TC-Mediziner hat uns Feng-Shui-mäßig gecheckt. Leber, Niere, Herz liegen dort, wo sie hingehören. Da sind wir aber beruhigt. Denn wir befürchteten schon, dass wegen einer Organverschiebung unsere Leber im Arsch ist. Eine Akupunkturnadel hier, eine Fußreflexzonenmassage da, ein paar Griffe dort und schon kreisen unsere Organe wieder in der richtigen Umlaufbahn um unsere innere Sonne. Vorausgesetzt, wir trinken die nächsten 95 Jahre dreimal täglich eine Kanne von dem Tee um 25 Euro das Päckchen.

DIE HEILUNG WÄCHST AM STRASSENRAND

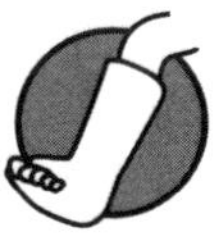

Wir könnten ja dem Kräuterpfarrer vertrauen und uns von Melissenkraut und Nusslikör heilen lassen. Oder wir treten einer Sekte bei, die jegliche medizinische Versorgung verbietet.

Wir können aber auch einen Homöopathen aufsuchen. Klitzekleine Kügelchen sollen ja dieselbe – wenn nicht sogar eine doppelt so effektive – Wirkung haben wie eine schulmedizinisch gebildete Tablette. Interessant daran ist, dass wir so viele von diesen Minikugeln zu uns nehmen müssen, bis wir das Volumen einer üblichen Pille beisammenhaben. Und die homöopathische Dosis eines Gesundheitssaftes kann uns bei einer Alkoholkontrolle schon in Schwierigkeiten bringen.

Wir sind verwirrt. Wer hat recht?

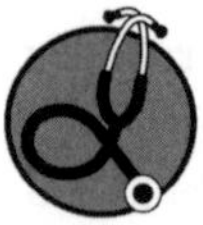

Sicherlich nicht recht haben diejenigen, die der Meinung sind, dass nur sie recht haben. Kompliziert?

Für einen Patienten mit Bronchitis ist es völlig irrelevant, ob man ihm nun literweise Thymiantee einflößt, unter schweren antibiotischen Artilleriebeschuss nimmt oder die homöopathische Kugel gibt. Am Ende des Tages zählt, dass er nicht mehr vor der Morgenzigarette auf das Frühstücksei hustet.

Da viele Patienten in Doppel- und Dreifachbehandlung stehen und neben dem Lungenfacharzt auch noch den Akupunkteur, drei Kräuterpfarrer und einen Schamanen aus dem Altai-Gebirge konsultieren, kann man im Endeffekt gar nicht sagen, wer nun tatsächlich geheilt hat.

Dennoch ziehen die Skeptiker in den Heiligen Krieg, um die Ungläubigen zur Naturwissenschaft zu bekehren und alternative Methoden der Lächerlichkeit preiszugeben. Trotz blutiger Grabenkämpfe ist es nicht ungewöhnlich, dass der Professor für Innere Medizin, der in seiner Vorlesung gerade eben noch gegen diese Ungläubigen gewettert hat, spätabends mit hochgeschlagenem Mantelkragen in die Apotheke pilgert, um seiner schwangeren Frau ein homöopathisches Fläschchen zu besorgen.

Tatsächlich laufen den klassisch ausgebildeten Ärzten zusehends die Patienten davon, in die Hände der Heilpraktiker, hawaiianischer Lomi-Lomi-Nui-Masseure oder Homöopathen. Die Schulmedizin fürchtet kaum etwas so sehr wie die Globalisierung der Gesellschaft!

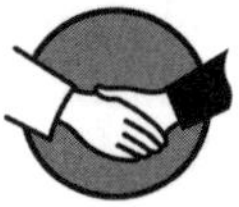

Wem sollen wir vertrauen? Schwester Hildegard von Bingen oder Dr. House von New Jersey? Auch hier sollten Sie Ihrem gesunden Menschenverstand vertrauen: Haben Sie sich etwa soeben unabsichtlich das Brotmesser zwischen die Rippen gerammt, empfiehlt es sich eher, ein Unfallkrankenhaus aufzusuchen, denn einen

Meridian zu massieren. Kann auch helfen, ich würde mich aber nicht darauf verlassen.

Umgekehrt stellt sich die Frage, ob man sich in der Schulmedizin gut aufgehoben fühlt, wenn sie bei Schlafstörungen nichts anderes anzubieten hat als jene Mittel, die gerne auch in den U-Bahn-Stationen gehandelt werden.

Stellen Sie Pro und Kontra der Behandlungen gegenüber und erwägen Sie die individuellen Vor- und Nachteile. Und womit? Mit Recht. Zwei Drittel aller Österreicher sind gegenüber der Komplementärmedizin aufgeschlossen, mehr als zwei Drittel aller Deutschen haben sie sogar schon angewendet. Was bedeutet, dass die Deutschen entweder handlungsfreudiger sind als ihre südlichen Nachbarn oder die Österreicher die Dinge lieber im Verborgenen tun.

Gleichzeitig sollte uns zu denken geben, dass von den beliebten TV-Ärzten Dr. Gregory House, Dr. Meredith Grey und Dr. Udo Brinkmann nicht gerade zahlreiche Patienten zu Hildegard von Bingen und ihren Kräutertrünken überwiesen wurden.

Der Jackpot wäre natürlich ein Universalmediziner, sattelfest in der Schulmedizin, aber auch herumgekommen zwischen Homöopathielehrgängen, Qigong-Treffen und Akupunkturnadel-Biathlon. Im Idealfall konsultieren Sie alle Richtungen in ihm, rechnen aber nur jene ab, die die Krankenkasse auch bezahlt.

7 INTIM ZONE

SEXUNFÄLLE UND ANDERE PEINLICHKEITEN

UNTER DER GÜRTELLINIE

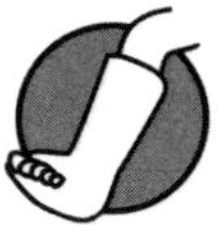

Es gibt Beschwerden, die uns Patienten nicht nur unangenehm sind, weil sie uns Schmerzen bereiten, sondern auch, weil sie uns peinlich sind. Rund 100 Prozent dieser Beschwerden treten nämlich unter der Gürtellinie auf. Und das ist ein Bereich, den wir Fremden gegenüber nicht so gerne offenlegen. Wir fürchten uns mehr davor, uns zum Gespött der Damen und Herren in Weiß zu machen, als vor einer möglicherweise schmerzhaften Behandlung.

PORNOCASTING

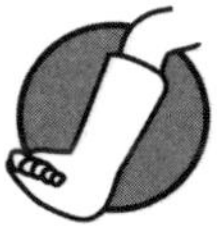

„Wow!", entfährt es ungewollt dem abgebrühten Mediziner, als er unserer Erektion ansichtig wird. Haben wir vergessen zu erwähnen, dass wir nicht zum Casting für Germany's next Pornostar, sondern wegen eines akuten und sehr schmerzhaften Priapismus hier sind? Bereits vor über vier Stunden haben wir das Liebesspiel mit unserer Partnerin beendet. Dennoch täuscht uns seither unser Penis standhaft seine Bereitschaft für weitere sexuelle Abenteuer vor. Doch Lust verspüren wir schon längst nicht mehr. Nur Schmerz. Wir wollen hier nicht näher auf die möglichen Behandlungsmethoden eingehen. Wir wünschen uns nur, dass der Arzt jetzt nicht die jungen Ausbildungsärzte in den Behandlungsraum ruft, damit sie endlich einmal einen solchen Fall live betrachten können. Auf dümmliches Grinsen und pubertäre Kommentare können wir gerne verzichten.

Bei Priapismus ist das erste Ziel die Notaufnahme. Erlauben Sie sich, geistig bei Ihrem Leiden zu bleiben, Sie haben Schmerzen, bei Nichtbehandlung drohen schwere Schäden. Da gibt es also überhaupt nichts zu lachen. Außer Sie suchen den Humor zur Bewältigung Ihrer Krise. Dann öffnet sich natürlich ein Füllhorn an Möglichkeiten bis hin zu Standing Ovations.

Suchen Sie die sitzende Position, Sie müssen nicht zu zweit stehen. Weite Kleidung verbirgt den Notstand, erweitern Sie den Respektabstand zu Ihren Mitmenschen um gut gemeinte 20 Zentimeter, damit Sie berührende Momente vermeiden.

Stellen Sie sich vor, wie Sie in zehn Jahren auf Ihre Situation zurückblicken. Dieser Blick ermöglicht die Distanz, die Ihnen die aufrechte Stellung in einem anderen Licht erscheinen lassen wird. Vielleicht lachen Sie dann auch über die Vorstellung, sich ein Frühstücksei aufschlagen zu können, ohne dass Sie dabei Ihr Handy und die Morgenzeitung aus den Händen legen müssen …

FÜR IMMER UND EWIG VEREINT

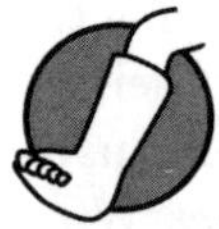

Wir haben es nicht glauben wollen, dass es so etwas gibt. Und jetzt können wir uns tatsächlich nicht mehr aus unserer inniglichen Umarmung lösen. Wegen eines Scheidenkrampfes während des Geschlechtsverkehrs, bei dem die beiden Sexualpartner im wahrsten Sinne des Wortes nicht mehr voneinander loskommen, müssen wir wohl oder übel den Notarzt rufen.

Was gibt es neben dem Sex noch Schöneres, als sich der Lächerlichkeit preiszugeben? Wir wollen uns nicht ausmalen, wie der Dialog zwischen ihm und der Funkzentrale klingen mag.

„Bin schon neugierig, wie die beiden die Tür öffnen werden …"

Das ist etwas, was wir Betroffenen auch gerne wüssten.

„Auf jeden Fall gemeinsam!"

DIE GLÜHBIRNE IM PO

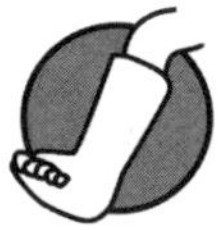

Wie jeder von uns seinen Sexualtrieb auslebt und wie er sich seiner Lust hingibt, ist ganz allein unsere Sache und geht niemanden etwas an. Außer es geht etwas dabei schief. Dann wird die geheime Leidenschaft öffentlich. Zumindest für die Augen des Arztes in der Notaufnahme. Wie sollen wir ohne Gesichtsverlust erklären, warum unser Penis in einem Staubsaugerschlauch oder eine Glühbirne im Po steckt? Wie sollen wir den „Unfallhergang" schildern, ohne dass der Arzt uns für einen Perversen hält? Natürlich passiert UNS so etwas nicht. Aber wir wollen nur hoffen, dass wir nicht auch einmal stolpern, wenn wir wieder mal nackt die Hausarbeit verrichten.

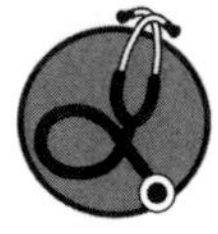

Zur berühmt-berüchtigten Glühbirne im Po sei gesagt: Dies sind Einzelfälle, die den ärztlichen Alltag stets ein wenig erhellen. Und auch wenn wir keine Namen nennen und an die ärztliche Schweigepflicht gebunden sind – manche Dinge müssen einfach raus!

Neben dem sozialvoyeuristischen Amüsement steht aber selbstverständlich der medizinische Fall im Vordergrund. Und ein diagnostizierter „Anus lucidus“ muss genauso fachgerecht versorgt werden wie jedes andere Leiden, ohne Vorurteile, ohne Scherze. Und in diesem Fall ist das Operationsgebiet sogar bestens ausgeleuchtet.

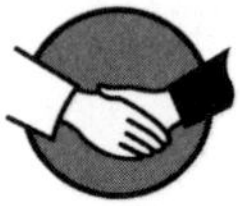

Sie sollten in eigenem Interesse dem Arzt behilflich sein, den Weg zu Ihrer Heilung oder zur Schmerzlinderung zu finden. Was Sie nicht müssen, ist, ihm, seinem Team und seiner Familie eine Zeit des schmerzlichen Lachens zu bereiten. Das heißt, Sie können durchaus die eine oder andere Information weglassen. Darin verwickelte Partner, sofern sie nicht auch verletzt sind, müssen nicht namentlich angeführt werden, auch nicht Ihre persönlichen Vorlieben für Ess-, Feier-, Sex- und andere Praktiken. Bewahren Sie Ruhe, bewahren Sie Ihre Würde, ziehen Sie Ihre Schamgrenze ganz bewusst und deutlich.

FAST NUR FÜR FRAUEN

PRO UND KONTRA

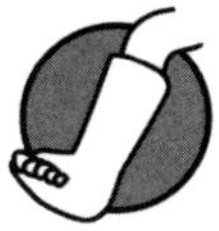

Die Hälfte der Frauen bevorzugt Frauen. 10 Prozent favorisieren Männer, dem Rest ist es egal, wer sich um ihre Vagina kümmert. Zumindest wenn es um das Geschlecht des Frauenarztes geht. Die Patientinnen haben sehr kontroverse Argumente, was das Für und Wider einer Gynäkologin oder eines Gynäkologen betrifft. In der Pilatesrunde oder am Frauenabend wird heftig diskutiert, ob Herr Doktor Müller oder Frau Doktor Müllerin der Arzt / die Ärztin ist, der / die Frauen besser versteht.

Manche sprechen einem Mann schlichtweg die Fähigkeit ab, sich in eine Frau hineindenken zu können. Woher wollen Männer wissen, wie sich PMS anfühlt? Sie wissen ja nicht einmal, wann es angebracht ist, lieber Pralinen statt Reizwäsche zu schenken. Frauen wissen ganz einfach aus eigener Erfahrung, wie es in ihrem Unterleib und in unserer Psyche zugeht. Eine zweifellos gute Begründung für den Besuch bei der Frauenärztin.

Andere wiederum empfinden die Art der Behandlung durch einen Mann als viel einfühlsamer. Bei manchen Gynäkologinnen hat Frau das Gefühl, dass sie von ihren Patientinnen übertriebene Härte zu sich selbst verlangen. „Seien Sie nicht so wehleidig! Sie sind doch kein Mann!“ Manche würden sich, vor allem bei der Handhabung des Vaginalspekulums, mehr Sensibilität von ihren Geschlechtsgenossinnen wünschen.

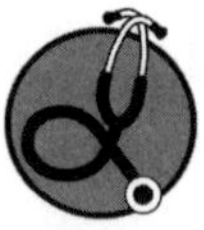

Eines vorweg: Man muss als Pathologe nicht schon einmal tot gewesen sein. Es ist nicht notwendig, selbst an den Krankheiten zu leiden, die man behandeln möchte. Sonst wären wir ja eine Selbsthilfegruppe und keine Ärzte.

Vielmehr ist es das Einfühlungsvermögen, die allseits geforderte Empathie, die uns auszeichnet. Diese sollte so weit gehen, dass wir uns zumindest annähernd vorstellen können, wie es ist, akustische Halluzinationen zu haben, bei denen man ständig „Last Christmas" im linken und „I gave you my heart" im rechten Ohr hört.

So können sich die meisten Ärzte, jeweils des anderen Geschlechtes, auch zumindest annähernd vorstellen, wie das so ist, an einem Penis oder an einer Vagina zu leiden.

Es gibt sogar männliche Ärzte, die noch viel mehr Frau sind, als eine Frau es jemals sein könnte: noch einfühlsamer, noch mehr bereit, die Dinge bis ins kleinste Gefühlsdetail zu analysieren, noch mehr Zeit vor dem Badezimmerspiegel zu verbringen. Andere sehen sich als ritterliche Beschützer ihrer Patientinnen und als „Anwälte der Frauen", um vielleicht einmal als einziger Mann in die Hall of Fame der Frauenrechtsbewegung zu gelangen.

Wie in allen Lebens- und Fachbereichen gilt auch hier: Überlegen Sie, was Sie sich von Ihrem Arzt erwarten und wählen Sie dementsprechend.

Hier ein paar Entscheidungshilfen:

Ärztinnen gehen mit hoher Wahrscheinlichkeit einfühlsamer als ihre männlichen Kollegen vor. Das heißt, sie erläutern kommende Abläufe und begleiten ihre Handlungen mit Erklärungen. Das schafft bei der Patientin Wissen und Vertrauen. Nicht dass das Männer nicht auch könnten, statistisch gesehen, sie tun es aber seltener. Umgekehrt: Wer Kommunikation für überbewertet hält, weiß auch, wohin er sich wenden kann. So ein Behandlungsquickie hat ja auch seine Vorteile: kein Vorspiel, robust zum Punkt kommen und rechtzeitig zum Beginn der Mittagstelenovela wieder zu Hause vorm Bildschirm sitzen. Da ist dann Zeit für die echten, die wahren Gefühle.

PEINLICH

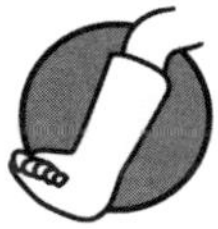

Eine bedeutende Rolle bei der Wahl des richtigen Arztes spielt die Scham. Ist es für die eine Patientin höchst peinlich, ihre Intimsphäre einem Mann (einem Arzt, wohlgemerkt) offenzulegen, so hat eine andere größte Probleme damit, eine Gleichgeschlechtliche an sich ranzulassen. Es gibt aber auch eine dritte Variante: „Mein Gynäkologe ist schwul und das ist gut so." Gut so, warum? Weil wir sichergehen können, dass er definitiv kein anderes als berufliches Interesse an unserem Geschlechtsteil hat und sensibler mit uns umgeht als eine Frau? Wenn dem so ist, wie finden wir einen schwulen Gynäkologen? Im Branchenverzeichnis sind diese ja nicht extra ausgewiesen.

FINGER WEG VON MEINER FRAU!

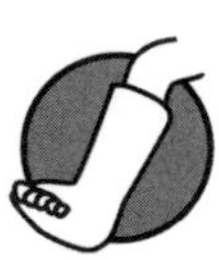

Man könnte meinen, dieses Kapitel betrifft nur die Patientinnen unter uns. Wir Männer machen uns aber auch so unsere Gedanken. Ein gewisses Unbehagen befällt uns, wenn der Gynäkologe unserer Ehefrau oder Freundin ein Mann ist. Ein Hetero. Wir Männer kennen uns ja. Drängt sich ein Foto einer unbekleideten Frau in unser Blickfeld, schaltet das Hirn vom Arbeits- oder Fußballmodus sofort auf Sex um. Dafür können wir Männer nichts. Beschwerden bitte an die Evolution oder an die Betreiber einschlägiger Internetseiten. Gehen wir davon aus, dass praktisch alle Männer so ticken, stellt sich die Frage: Was denkt sich der Herr Doktor, wenn sich unsere Frau ihres Stringtangas entledigt und ihm mit weit gespreizten Beinen Einblick auf unser (!) Heiligtum gewährt? An die völlige Gleichgültigkeit durch Professionalität können wir nicht so recht glauben. Schließlich haben auch Ärzte Sex. Daher bevorzugen wir Männer weibliche (oder schwule) Frauenärzte.

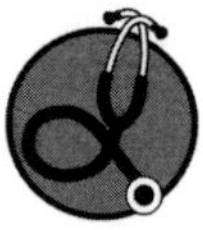

Lieber Patientinnengatte, Sie können sicher sein, dass Ihre Frau beim Einführen des Vaginalspekulums keinerlei erotische Gefühle für ihren Arzt entwickelt. Weder für Herrn noch für Frau Doktor!

Übergewichtige Zuckerbäcker sind nicht deshalb dick, weil sie ihre eigenen Kreationen auffuttern, sondern weil sie sich abends dem Alkohol hingeben, um zu vergessen, dass sie täglich morgens um 3 Uhr aufstehen müssen.

Auch die Begeisterung eines, selbst männlichen, Autolackierers, der die Endarbeiten beim Bau eines Ferraris durchführen darf, hält sich in Grenzen.

In der Routine des ärztlichen Alltags verpufft jede Magie. Erotische Körperteile werden zu anatomischen Strukturen, interessante Charaktereigenschaften zu neurotischen Symptomen und prominente Patienten zu Quälgeistern, die eine Sonderbehandlung einfordern.

Man kann also diesbezüglich in den meisten Fällen beruhigt sein, wenn man den Lebenspartner medizinischen Händen anvertraut.

Schließlich verschwendet man auch keinen Gedanken daran, dass ein Techniker bei der Reparatur des Lieblingssmartphones glückselig mit dem Gerät durch die Werkstatt tollt und alle Spiele ausprobiert.

Das Gros der gegengeschlechtlichen Mediziner sieht in erster Linie „den Fall“. Das kann nun beruhigend sein, birgt auf der anderen Seite den Nachteil, dass nicht nur eine mögliche erotische Komponente ausgeklammert wird, sondern damit auch gleich der ganze Rest an zwischenmenschlicher Beziehung über Bord gekippt wird. Dann werden die Patienten letztlich nur mehr als Summe einzelner Körperteile gesehen. Und dann wünscht man sich doch ein wenig weniger Professionalität.

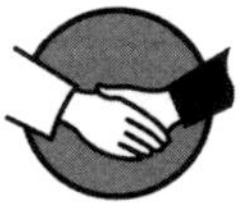

Sollten Sie bei der Auswahl der gynäkologischen Versorgung spezielle Bedenken haben, rentiert sich oft eine Umfrage im Kreis der Freundinnen. Falls dieser zu klein ist, scheuen Sie sich nicht, Hilfe von anderer Seite zu erbitten. Fragen Sie die Kassiererin im Supermarkt, die Bewohnerinnen des Altersheims oder die Polizistinnen, die Sie deswegen abführen wollen, nach Ihren Erfahrungen. Da lässt sich zumindest ein Trend zur Seriosität oder zu geratener Vorsicht ablesen, obwohl es natürlich unterschiedliche Vorlieben gibt.

Und vor allem: Sprechen Sie Ihrem Arzt gegenüber Ihre Ängste und Gefühle offen an: Scham, Verletzlichkeit, Schmerzen, die Angst, dass seine Familie sich bei der Hochzeitsfeier nicht mit Ihrer versteht …

Frauen, denen die Situation zu unangenehm oder gar erotisch wird, können auch bewusst unverfängliche Themen aufgreifen: Weinverkostung, der letzte Urlaub, Segeln …

Aber Achtung: Die Verquickung dieser Themen kann schon wieder ins romantische Elend führen.

EROTISCHE GEFÜHLE

AUCH NUR MENSCHEN

Es soll ja nicht nur im Film vorkommen, dass sich ein Arzt in seine Patientin und umgekehrt oder eine Ärztin in ihren Patienten und vice versa verliebt hat. Auch im echten Leben kann es zwischen den Parteien funken oder zumindest zu einer gewissen Begehrlichkeit kommen. Es gibt Frauen, die den Tanzlehrer für eine Rumba zu zweit nach Hause einladen, Scheidungsanwälte, die ihren *neu*-reichen Klientinnen einen Heiratsantrag machen, Postboten, die manche Hausfrauen zweimal zum Klingeln bringen (okay, der Witz ist abgedroschen). Warum soll das bei Ärzten und Patienten anders sein? Sind ja auch nur Menschen.

I LOVE YOU

Der Herr Doktor mit den leicht grau melierten Schläfen fühlt unseren Puls und dieser beginnt zu rasen. Er klopft uns den Rücken ab und wir sagen instinktiv: „Herein!“ Er nimmt unsere Hand und wir hauchen mit geschlossenen Augen: „Ja.“

Die Frau Doktor hat zwei blaue, einen grünen und einen roten Kugelschreiber in der Brusttasche ihres weißen Kittels. Wir wissen das deshalb so genau, weil wir krampfhaft versuchen, nicht auf ihr Dekolleté zu starren. Wir wünschen uns sehnlichst, dass der Busen den obersten Knopf sprengt. Wir wollen ihr seidenes Haar streicheln und ... oh Gott, haben wir uns etwa in unseren Arzt verliebt?

Wie weit dürfen oder sollen wir gehen, dem Objekt unserer Begierde unseren Wunsch nach Ordnung in unserem unaufgeräumten Hormonhaushalt deutlich zu machen? Darf Frau beim Orthopäden zur Untersuchung ihres Knies in halterlosen Netzstrümpfen oder beim Lungenfacharzt im roten Spitzen-BH erscheinen? Ist es für einen Mann angemessen, der Hautärztin den zu untersuchenden Körperteil mit einer Geschenkschleife zu präsentieren oder die Urologin bei der Prostatauntersuchung mit einem „Mon Chéri" zu überraschen?

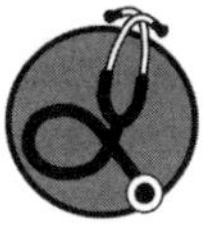

Wie überall kann es passieren, dass Menschen einander näherkommen: Man kann sich in den Taxifahrer vergucken, der das Fahrzeug mit fester Hand so sicher, sanft und männlich über die roten Ampeln führt; man kann betört sein von den tausend Düften der bezaubernden Verkäuferin in der Parfümerie; man klettert auf einen schwindelerregend hohen Baum, um sich von diesem gut aussehenden Feuerwehrmann retten zu lassen.

Auch das Verhältnis zwischen Ärzten und Patienten ist nicht gefeit vor Amors Pfeilen oder zumindest hormongeschwängerten Gedanken. Zudem handelt es sich um eine therapeutische Beziehung, wo noch solche psychologischen Dinge wie Übertragung und Gegenübertragung eine Rolle spielen: Bei diesen komplexen Vorgängen werden helfende Personen von den Hilfesuchenden als attraktiv empfunden, was dazu führt, dass auch die Helfenden, die glauben, um ihrer selbst willen geliebt zu werden, auch die Hilfesuchenden attraktiv finden, bis Helfer und Hilfesuchende so verwirrt sind, dass sie miteinander schlafen müssen.

Weil so etwas immer wieder vorkommt, sind wir wachsam. Schließlich haben wir noch den Passus des hippokratischen Eides im Hinterkopf: „In alle Häuser, in die ich komme, werde ich zum Nutzen der Kranken hineingehen, frei von jedem bewussten Unrecht und jeder Übeltat, besonders von jedem geschlechtlichen Missbrauch an Frauen und Männern, Freien und Sklaven." Die Ärzte hatten es also auch damals schon faustdick hinter den Ohren!

Heute schrecken eher die Nachrichten ab wie die unlängst erschienene Schlagzeile „Studentin schickte Arzt 30.000 SMS und Reizwäsche". Besser als umgekehrt, aber immer noch ziemlich bedrohlich. Wir sind also vorsichtig. Und man führe uns bitte nicht in Versuchung!

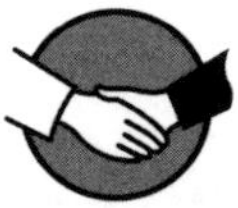

Wer braucht verliebte Ärzte? Sie verwechseln die Namen der Krankenschwestern, Infusionsflüssigkeiten und Nieren, stolpern über Kabel, die zu lebenserhaltenden Maschinen führen, und verabreichen Ihnen Tropfen, die Sie sexuell gefügig machen. Ganz putzig im Liebesroman, in Wirklichkeit aber entbehrlich.

Schließlich würde nach dem ersten Feuer der Leidenschaft irgendwann (so nach zwei Wochen) die Routine einkehren: Die Verliebtheit schwindet, Ihre Achtung vor den Göttern in Weiß ist dahin und Sie sind immer noch krank.

Natürlich könnte auch der Idealfall eintreten: Sie verlieben sich in den reichen Schönheitschirurgen, er heiratet Sie, stirbt nach einer Woche und Sie haben als Universalerbin für den Rest Ihres Lebens ausgesorgt. Aber Happy Ends lassen sich nur von unseriöser Seite garantieren.

Also rufe ich Sie zur Selbstkontrolle auf! Sie verlieben sich beim Tanken ja auch nicht in eine Zapfsäule, nur weil sie Ihnen verlässlich Energie anbietet. (Ich spreche bei diesem bildlichen Vergleich bewusst nur die inneren Werte an und lasse den unglaublich langen Schlauch unerwähnt.)

KUCKUCKSKINDER UND HURENBÖCKE

IST SCHWEIGEN PFLICHT?

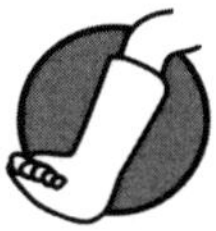

Wir bestehen auf die Einhaltung der gesetzlich verordneten Pflicht zur ärztlichen Verschwiegenheit. Warum eigentlich? Wovor haben wir Angst? Dass der Arzt unseren Arbeitgeber anruft und ihm erklärt, dass unsere roten Augen nicht von einer Entzündung rühren, sondern von den allmorgendlichen Prosecco-Treffen im Kopierraum? Oder er unserer Frau erklärt, dass unsere Potenzschwierigkeiten ganz simpel die Folge von Überlastung durch die Liebesspiele mit der neuen Arbeitskollegin sind?

Die ärztliche Schweigepflicht ist mehr als in Ordnung, denn wir möchten nicht, dass Menschen, die unser Furunkel in der Leistengegend überhaupt nichts angeht, darüber etwas von unserem Arzt erfahren. Dennoch kommt es vor, dass der Arzt unsere körperlichen Defekte publik macht. Nicht mit Vorsatz, aber doch. Zum Beispiel in der Ordination oder in der Ambulanz. Beim Verlassen des Behandlungsraums können wir an den musternden Blicken der Wartenden erkennen, dass sie alles über unsere eitrige Pustel durch die dünne Türe mithören konnten. Verdammt noch mal, ist es wirklich so schwierig, etwas leiser zu sprechen oder wenigstens eine schalldichte Tür einbauen zu lassen?

MEIN ARZT, DIE PLAUDERTASCHE

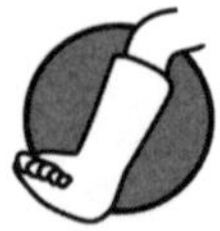

Zu den beliebten Unterhaltungsthemen im Freundeskreis zählen die Gerüchte über nicht anwesende Freunde. Der Feuerwehrmann erzählt von den wöchentlichen Einsätzen eines Kollegen im Schlafzimmer der Frau des (uns bekannten) Vertreters, wenn dieser auf Tour ist. Die Bankfachfrau verrät hinter vorgehaltener Hand, dass der Herr Vertreter in der (uns ebenfalls bekannten) Friseurin eine Stammkundin für seine Staubsauger gefunden hat. Der Arzt in der Runde erklärt lachend, dass er jetzt endlich weiß, wieso alle drei die gleiche Genitalinfektion haben. Wir alle müssen sehr darüber lachen. Sicherheitshalber werden wir den Arzt wechseln. Denn wer weiß, welchen lustigen Fall aus seiner Praxis unser Freund zum Besten geben wird, wenn wir einmal nicht dabei sind. Und zur Sicherheit werden wir auch den Friseur wechseln.

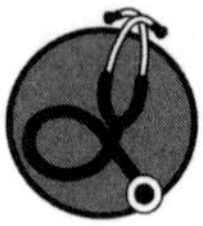

Sosehr die Patienten auch auf den Datenschutz pochen und sie – zu Recht – die Wahrung der Intimsphäre fordern, so skurril ist ihr Verhalten, wenn sie die Ordinationsräumlichkeit verlassen. Noch beim Anziehen des Wintermantels im Wartezimmer wird unter dem „Bitte nicht telefonieren"-Schildchen das Handy gezückt, die beste Freundin angerufen und die eigene Krankengeschichte vor den staunenden Mitpatienten lauthals ins Telefon gebrüllt. So viel zur Intimsphäre.

Zu Hause angekommen, diskutiert man die vom Arzt gestellte Diagnose auf Facebook und dem Forum „Habt ihr schon mal so ein Furunkel gesehen?" So viel zum Datenschutz.

Gut, es gibt auch bei den Ärzten ein paar Ausreißer. Ein bekannter honoriger Professor für Radiologie pflegte seine Patienten in seiner Ordination nicht nur über die Lautsprecheranlage aufzurufen, sondern ihnen auch gleich die Diagnose über Lautsprecher zu übermitteln: „Das Lungenröntgen ist in Ordnung, wegen der Gonorrhö sollten Sie aber noch zum Hautarzt!“

Gesetzlich sind wir an die Schweigepflicht gebunden. Und damit bleibt nicht viel Spielraum. Es hat also keinen Zweck, uns über Opis Rücken hinweg zu fragen, wann Opi endlich das Zeitliche segnen wird und es sinnvoll ist, sich über Opis Erbschaft zu streiten, so Opi noch klar bei Verstand ist.

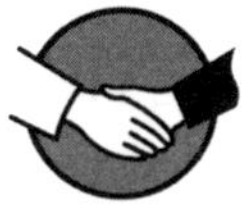

Schweigepflicht gilt übrigens über den Tod hinaus – und nicht nur für Mediziner. Auch Apotheker, Psychologen, Notare und Steuerberater müssen den Mund halten. Und nicht einmal Ihr Tierarzt darf seinem Plauderbedürfnis nachkommen, wenn er zweiköpfige Dackel oder unter Drogen stehende Elefanten behandelt hat.

Ich darf noch ELGA vorstellen. Nein, ELGA ist keine spanische Medizinerin, die, während sie auf ihre Approbation wartet, als Putzkraft ihr Auslangen findet. ELGA ist eine österreichische Abkürzung und steht für „elektronische Gesundheitsakte“. In ihr sollen auch persönliche Gesundheitsdaten gespeichert werden. Die dazugehörende E-Card müssen die Patienten bei jeder Behandlung vorlegen. Wer das nicht will, kann durch einen schriftlichen Widerspruch verhindern, dass für ihn eine elektronische Gesundheitsakte angelegt wird. Dann kann man wahrscheinlich sehen, dass der Patient zwar einmal einen Tripper hatte, jedoch nicht möchte, dass man das weiß. Ähnliches gilt für die Gesundheitskarte (GK) in Deutschland, die seit 2011 als eGK, also auch elektronisch, verteilt wird.

AB WANN IST SCHWEIGEN NICHT MEHR GOLD?

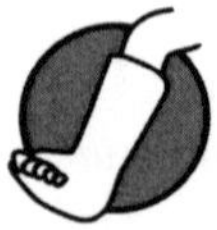

Jetzt wollen wir einmal die Kirche im Dorf lassen. Eigentlich spielt es keine große Rolle, dass wildfremde Menschen zufällig erfahren, ob wir einen Schnupfen oder ein Furunkel haben oder nicht.

Es geht vielmehr darum, wann WIR das Recht haben, über andere etwas zu erfahren. Nicht über die Rückenprobleme des Patienten, der vor uns im Behandlungszimmer dran ist. Nicht über den Grund der Bauchschmerzen des Patienten, der mit uns das Zimmer im Krankenhaus teilt. Sondern über einen Menschen, der uns nahesteht und mit seiner Krankheit unsere Gesundheit gefährdet. Wir reden nicht von einer ansteckenden Erkältung. Was, wenn unser Partner sich bei einem Auswärtsspiel eine Geschlechtskrankheit eingefangen hat? Der Arzt empfiehlt ihm oder ihr, uns davon zu informieren, damit wir selbst den Arzt aufsuchen. Ui, das ist eine peinliche Angelegenheit. Es soll Fälle gegeben haben, wo der „Hurenbock" von einem Mann oder die untreue Gemahlin es vorgezogen hat, diskret zu schweigen. Dann entdecken wir im besten Fall den Tripper erst, wenn die Beschwerden unübersehbar sind. Im schlimmsten Fall kommen wir erst viel später bei einem Routinebluttest darauf, dass wir Hepatitis C haben oder HIV-positiv sind. Abgesehen von unserem eigenen Leid – wir stellen auch für andere ein Risiko dar, wenn wir nicht Bescheid wissen. Schließlich könnten wir einmal der Versuchung eines Seitensprungs erliegen oder ganz einfach einen neuen Partner kennenlernen. Steht in solchen Fällen nicht die Aufklärungs- über der Schweigepflicht?

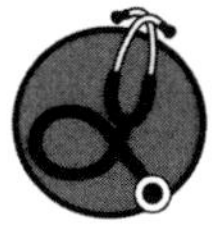

Nein. Aber wir können gerne bei Ihrem nächsten Besuch ein Poster vor die Praxistür hängen, auf dem vor Ihrem Fußpilz und den Filzläusen gewarnt wird, damit die Mitpatienten sich Ihnen gegenüber entsprechend abweisend verhalten.

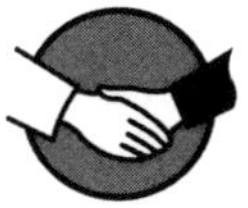

Auskunftspflicht hat der Arzt tatsächlich. Und zwar dem betroffenen Patienten gegenüber.

Dass in einer Beziehung zwischen zwei Menschen, die sich auch körperlich nahestehen, neben diversen Schmuckstücken und Krawatten auch Krankheiten „geschenkt" werden, liegt in der Natur der Beziehung. Im Normalfall sind wir froh, wenn es der Arzt dem Patienten überlässt, seinen Partner über Geschlechtskrankheiten zu informieren. Vertrauen ist schließlich Vertrauenssache und damit essenziell in der Partnerschaft. Der exakte Ansteckungsweg muss dem Partner ja nicht unter die Nase gerieben werden, „Besuche von öffentlichen Toiletten" müssen dem Partner dann als Übertragungsweg reichen. Allerdings sollte die Tatsache über die Infektion mitgeteilt werden und das Verhalten adaptiert werden, denn: Im vollen Wissen um eine ansteckende Krankheit diese weiterzugeben, entspricht einer Körperverletzung und ist strafbar!

KUCKUCK

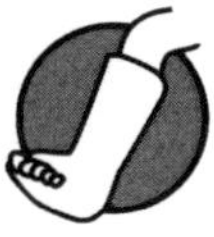

Es gibt aber noch eine heikle Situation, in der Mann gerne informiert werden würde. Nämlich dann, wenn der Arzt berechtigte Zweifel an der Vaterschaft hegt. Die Ähnlichkeit des Kindes mit dem Postboten, dem Tanzlehrer oder dem Nachbarn zeigt sich meist erst, nachdem der vermeintliche Vater das

Kuckuckskind über Jahre hinweg liebevoll großgezogen hat. Was das für eine Beziehung bedeutet und zu welchen menschlichen Katastrophen dies führen kann, kennen wir vielleicht nicht persönlich, aber aus dritter Hand oder aus Filmen. Sollte die Mutter vorsätzlich dem „Vater" zu verheimlichen versuchen, dass er gar nicht der leibliche Vater ist, und der Arzt weiß davon – würde er sich da nicht zum Mitwisser oder gar Mittäter der arglistigen Täuschung machen? Oder soll jeder Vater gleich nach der Geburt des Kindes einen Vaterschaftstest verlangen, bevor er das Neugeborene glücklich in die Hände nimmt? Nach dem Motto „Vertrauen ist gut, Kontrolle ist besser." Wir, die wir keinen Grund zum Argwohn haben, vergessen die letzten Absätze gleich wieder. Die anderen könnten sich vielleicht wohler fühlen, wenn sie wüssten, dass sie der Arzt nicht dumm sterben lassen würde.

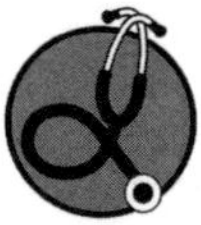

Selbst wenn das Kind sehr ostasiatisch aussieht, während die Mutter Senegalesin und der Vater Wikinger ist, werden wir keine Schritte unternehmen, eine Vaterschaft abzuklären. Wenn es dem Vater nicht auffällt, soll's uns recht sein.

Die Bestimmung der Blutgruppe des Neugeborenen dient, Gerüchten zum Trotz, nicht der Klärung der Verwandtschaftsverhältnisse. Zumindest die Mutter kann meist eindeutig identifiziert werden, wenn man bei der Geburt dabei war.

Bei unehelichen Kindern muss der Vater unterschreiben, der Mutter des Kindes in der Empfängniszeit beigewohnt zu haben, wie es so weltoffen heißt. Da muss er nicht der Einzige gewesen sein. Interessanterweise gilt bei verheirateten Paaren der Nachwuchs automatisch als Kind des Vaters. Die eheliche Gemeinschaft siegt damit über die Biologie, denn hier muss man der Mutter anscheinend nicht beigewohnt haben. Ein Wunder.

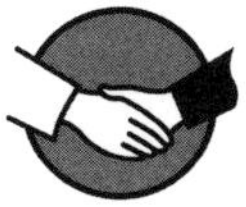

Wenn es Ihnen wirklich wichtig ist, zu erfahren, ob Sie der Vater sind, brauchen Sie nicht einmal zum Arzt zu gehen. Es reicht, Ihre Partnerin zu fragen.

Sollten Sie ihrer Aussage nicht glauben, können Sie bei einem Labor Tests in Auftrag geben. Sie stellen damit allerdings die Gesetze der Naturwissenschaft über die der Romantik.

8 SCHLUSS

SITZ, PLATZ, BRAVER ARZT!

DER HUND IM ARZT

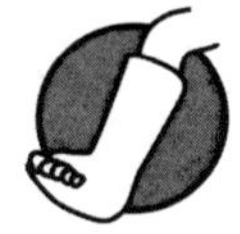

Fido, Astra, Sammy und Emma können das: Sitz, Platz, gib Pfote. Und dafür gibt's dann ein Leckerli. Was einem Hund leichtfällt, kann doch für einen Akademiker nicht so schwer sein. Doch selbst den simpelsten Befehlen wollen sie einfach nicht gehorchen. „Ich will einen Termin!", „Machen Sie einen Hausbesuch!", „Sagen Sie mir, dass Pommes mit Mayo gesund sind!" und schon benehmen sie sich wie Straßenköter. Sie knurren, kläffen und lassen sich nicht streicheln. Wenn man im Spital einen Arzt zu sich rufen möchte, rennt der einfach davon. Da ist ein Rüde, der auf der Hundewiese die Witterung einer läufigen Hündin aufgenommen hat, leichter zu kontrollieren.

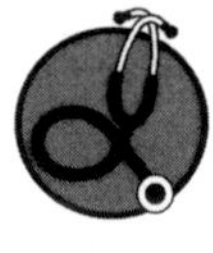

Der moderne Arzt ist nicht mehr der patriarchalisch über Körper, Geist und Geldbörse der Patienten Regierende. Der moderne Arzt ist empathisch, kundenorientiert, flexibel und biologisch abbaubar. Der moderne Arzt ist aber nicht der Knecht des Patienten! (Schließlich steht er diesbezüglich schon in den Diensten der Krankenkassen.)

Es gibt sehr wohl Unterschiede zwischen einem Kundenberater im Elektrogroßmarkt eines Einkaufscenters und einem Arzt im Medikamentengroßmarkt eines Spitals. Zwar stehen wir unseren Patienten auch beratend zur Seite, doch wir fühlen uns doch etwas mehr verantwortlich für deren Gesundheit als ein Verkäufer für die Folgen des Erwerbes eines Plasmafernsehers.

Wir sind es der Gesellschaft schuldig, unsere Schäfchen gesund zu halten. In diesem Bild sind wir zwar die Hirtenhunde. Aber die sagen zu ihrer Herde: Sitz, Platz, braves Schaf!

Vielleicht suchen wir ja den widerspenstigen Arzt, die Reibung mit dem Unwilligen: Durch Reibung entsteht Energie und die benötigen wir, um gesund zu werden.

Kurze „Befehle" können schon eine Wirkung zeigen, allerdings sind sie ein bisschen subtiler gestrickt als die Begriffe aus der Hundehaltung. Wenn Sie zum Beispiel in der Nacht hartnäckige Bauchschmerzen haben, dann können Sie den Arzt anrufen und sich danach auf eine längere Wartezeit einstellen. Wenn Sie als Zusatzinformation das Wort „schwanger" fallen lassen, wird das das freudige Ereignis (das Eintreffen des Doktors) wahrscheinlich beschleunigen. Als Frau tun Sie sich bei dieser Argumentation eindeutig leichter.

Und das mit den Hunden funktioniert ja auch nicht so leicht und schon gar nicht von heute auf morgen. Langes Training mit Leckerli, die Sie dem Köter als Belohnung zustecken, ist da erforderlich. Wenn Sie bei Ihrem Arzt dazu bereit sind, viele Nachmittage in seine Ausbildung zu investieren, bei jedem Wetter in seiner Praxis auftauchen, und die Leckerli ein bisschen an seine Bedürfnisse anpassen können Sie durchaus imponierende Erfolge erreichen. Cognac und Kekse sollten bereits reichen, das weiße Bärli mit dem Stethoskop in die gewünschte Richtung zu formen.

PATIENTOLOGIE

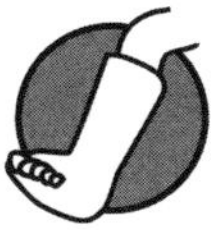

Vielleicht dürfen wir den Ärzten keine Schuld geben. Sie haben es einfach nicht gelernt. In den fünfzehn Studienjahren hat man ihnen alles über den menschlichen Körper eingetrichtert. Wozu muss sich der Hals-Nasen-Ohren-Arzt unterhalb der Schulterlinie auskennen? Was interessieren den Orthopäden die Hirnlappen? Unnützes Wissen. Wir fordern mindestens ein Semester Patientologie! Angehende Ärzte sollen lernen, wie man sich den Wünschen der Patienten unterwirft. Und zwar ohne nach der Hand, die sie schließlich füttert, zu schnappen. Nur ein braver Arzt ist ein guter Arzt, und dafür bekommt er dann zu Weihnachten eine Schachtel Kekse oder eine Flasche Cognac.

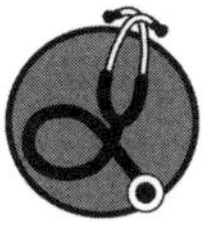

Ich darf kontern: Nur ein braver Patient ist ein guter Patient. Denn was nützen unsere wertvollen Therapieempfehlungen, wenn sie bereits beim Verlassen der Ordination in den Wind geschossen werden? Die „Zigarette danach" schmeckt vor allem, wenn man gerade beim Lungenfacharzt war.

„Wie man in den Arzt hineinruft, so ultraschallt er heraus." Wer also einen Mediziner einfordert, der sich mit Leib und Seele um die Gesundheit seiner Patienten kümmert, muss auch geheilt werden wollen. Und das scheint nicht bei jedem immer der Fall zu sein. Wenn man sich zwischen Fernsehcouch und Pubbesuch zum Doktor schleppt, dort alle viere von sich streckt und lauthals ruft: „Mach mich gesund!", muss man damit rechnen, nicht die volle Empathie abzubekommen. Die sparen wir uns auf – für die Braven. Die uns mit großen Augen aufmerksam die weisen lateinischen Worte von den Lippen ablesen, die ver-

ordneten Medikamente akribisch genau einnehmen und uns ins Abendgebet mit einschließen.

Dann sind wir milde gestimmt und brauchen auch keine billigen Cognacs oder abgelaufenen Kekse als Opfergaben.

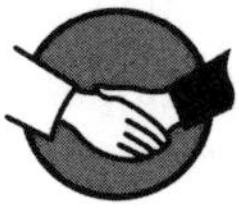

„Patientologie“ wird tatsächlich an der medizinischen Universität in Graz angeboten. „Kommunikation, Supervision, Reflexion“ lautet der Titel einer Lehrveranstaltung, basierend auf der „Erkenntnis, dass der Arztberuf in seinem Kern ein kommunikativer Beruf ist“. Die Erleuchtung, dass der Arzt sich zu unterwerfen und zu gehorchen hat, lässt allerdings noch auf sich warten.

Dennoch ist zu bemerken, dass der moderne Arzt sich vom autoritären Verhältnis verabschiedet und zum kompetenten Begleiter auf Augenhöhe mutiert.

Was wiederum befreiend für beide Seiten wirkt: Der Arzt braucht sich nicht mehr zu ärgern, wenn der Patient die vereinbarten Medikamente nicht nimmt, weil dieser ja damit nur sich selbst betrügt. Und der Patient braucht deswegen auch kein schlechtes Gewissen mehr gegenüber dem Doktor zu haben.

Und wenn die Patienten gestorben sind, leben die Ärzte noch heute.

DANKE!

Wir möchten uns an dieser Stelle bei allen Mitpatientinnen und -patienten bedanken, die uns mit ihren Krankheitsgeschichten und Ärzteerlebnissen so viel Material geliefert haben, dass wir noch mindestens zwei weitere Bücher damit füllen könnten.

Wir bedanken uns bei allen Ärzten, die Spaß daran haben, wenn man ihnen auf den Schlips steigt.

Wir bedanken uns bei unseren Angehörigen, die sich mit uns monatelang Arztserien im TV ansehen mussten.

Danke an Prof. Dr. Florian Menz vom Institut für Sprachwissenschaft der Universität Wien, der uns auf seine jahrzehntelange Erforschung der Arzt-Patienten-Kommunikation zurückblicken ließ.

Ein besonderer Dank an unsere Lektorin Anita Luttenberger dafür, dass sie bei der Lektüre nicht krank geworden ist.

Und dann noch ein Danke an den Chinesen ums Eck, der uns in den langen Nächten des Schreibens mit Essen versorgt hat und gratis Akupunkturnadeln zwischen die Augen gesteckt hat, damit wir die Nächte vor dem Abgabetermin durcharbeiten konnten.

Danke ans Team des Verlags.